大展好書　好書大展

品嘗好書　冠群可期

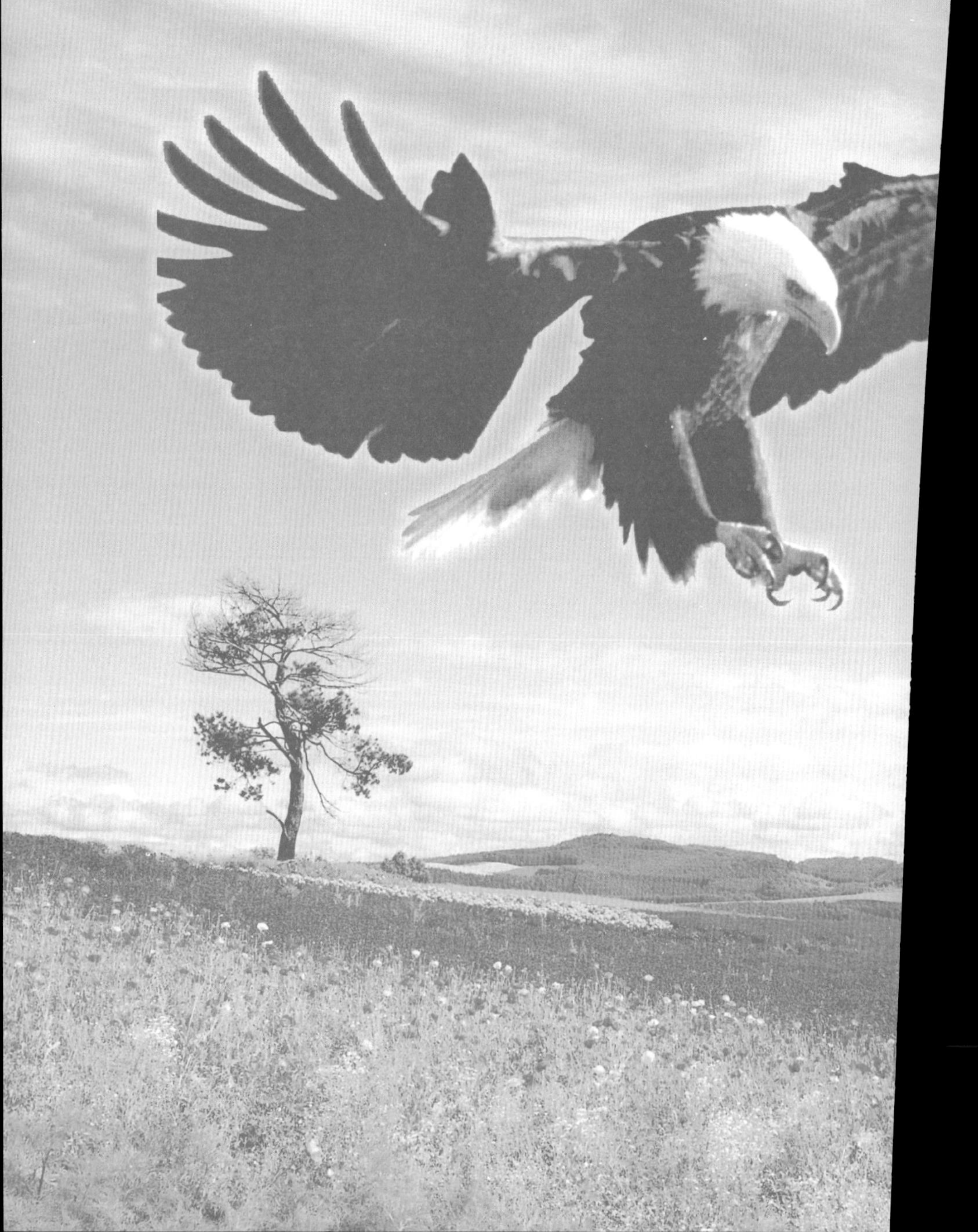

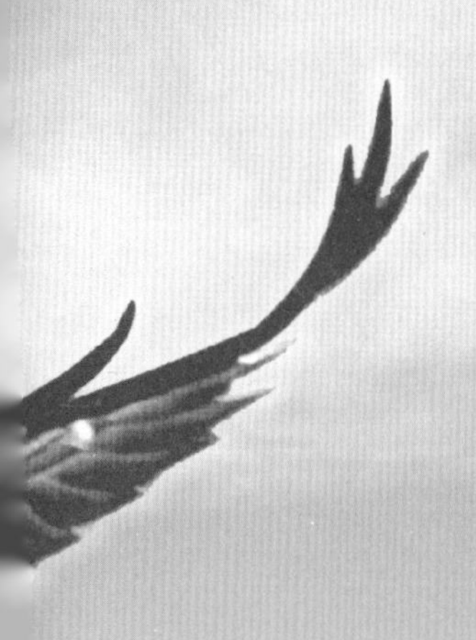

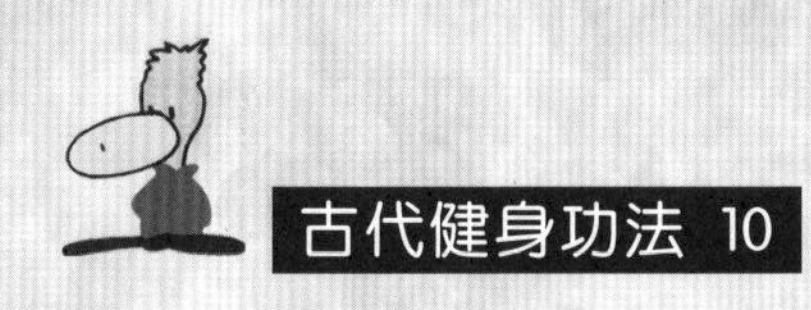

冠軍教您養生功

十二段錦

董國興　甘泉　編著

大展出版社有限公司

編委會

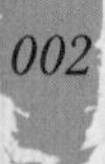

作者簡介

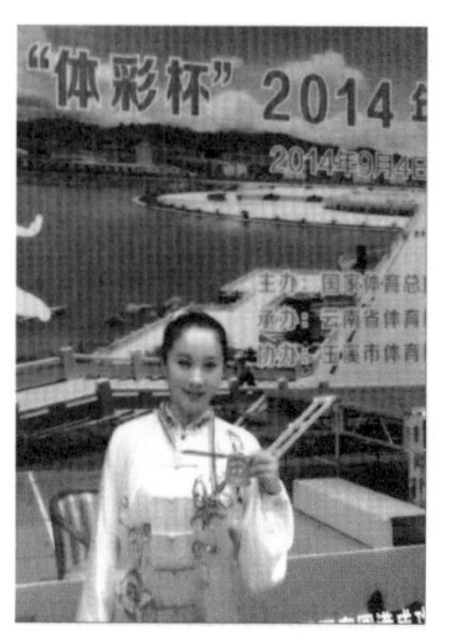

甘泉　女，河南信陽人。國家級運動健將；中華人民共和國國家級社會體育指導員，全國援外教練員；三武挖整健身氣功組技術總指導，火烈鳥武術圖書企畫室副主任。

甘泉自幼習武，12歲即進入河南省武術隊；2007年，被選進鄭大體院健身氣功集訓隊，專修健身氣功競賽功法。經過苦練，她多次在大賽上獲得冠軍，成績斐然。

2010年，甘泉在全國健身氣功交流大賽中，榮獲易筋經項目冠軍；同年3月，她受邀出訪巴西、哥斯大黎加、多明尼加等國進行表演和交流。

2011年，榮獲全國健身氣功競賽八段錦項目第一名、商丘市「木蘭杯」健身運動表演賽五禽戲項目優勝獎。

2012年，榮獲全國健身運動會五禽戲項目一等

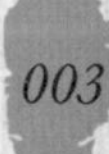

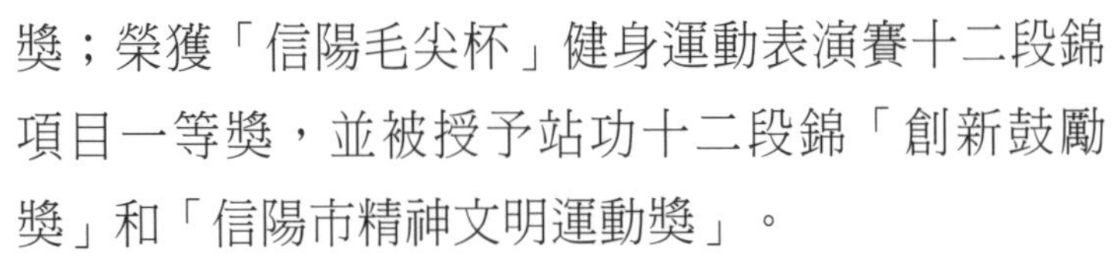

獎；榮獲「信陽毛尖杯」健身運動表演賽十二段錦項目一等獎，並被授予站功十二段錦「創新鼓勵獎」和「信陽市精神文明運動獎」。

2013年，受邀參加河南代表隊並表演「直通春晚·太極梅花樁」節目，獲得盛讚。

2014年9月，榮獲「體彩杯」全國健身氣功表演賽金牌。

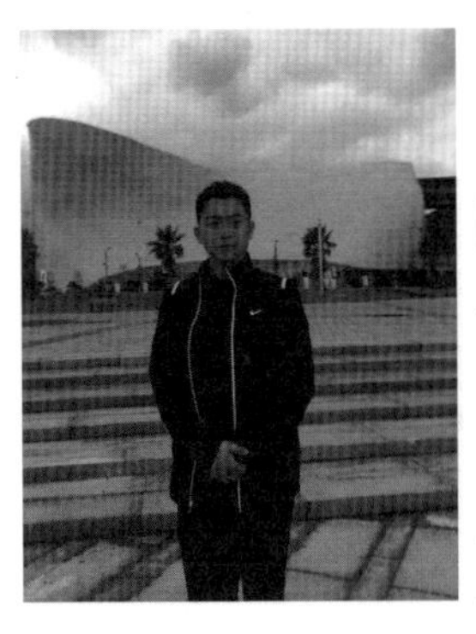

董國興 男，漢族，河南淮陽人。中共黨員，體育教育學碩士，副教授；國家級武術健將，中國武術六段；河南省太極拳隊主教練，鄭州大學體育學院健身氣功集訓隊主教練。

董教練在執教期間，帶出不少競賽精英，如甘泉、馬建超、張振興等，這些隊員在全國健身氣功交流賽、全國武術套路錦標賽、全國武術套路冠軍賽、全國太極拳錦標賽、全國青少年武術套路錦標賽等眾多重大武術比賽中，共獲得58個冠軍、26個亞軍、32個季軍，成績優異，為中華武術的發展和健身運動的普及推廣做出了貢獻。

內容簡介

十二段錦乃由八段錦發展變化而來，是我國非常優秀的古傳養生術，它將醫療、運動、養生有機地結合起來，透過長期習練，對放鬆身心、祛病抗衰和延年益壽都有著顯著的功效。十二段錦是國家正在大力推廣的「健身氣功」運動項目之一。

據考證，十二段錦之名稱最早出現在清乾隆年間徐文弼編輯的《壽世傳真》一書中，其功法內容來自於「鍾離八段錦法」，「鍾離八段錦法」出自明朝《正統道藏》中的《修真十書》。徐將「鍾離八段錦法」八張圖譜增加到十二張，並對其歌訣和闡釋加以改動，更名為「十二段錦」。

清咸豐年間，潘霨對徐文弼「十二段錦」作了進一步完善，其歌訣及圖譜與徐書相同，輔之以「分行外功訣」等，並收入其編撰的

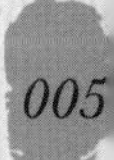

《衛生要術》中。清光緒七年，王祖源重刊潘霨之書，內容沒有變化，更名為《內功圖說》；此書影響很大，使十二段錦得以廣泛流傳，故近代通行之十二段錦，多從《內功圖說》。

【本功特點】

1. 意形相隨，動息相合。
2. 動靜相間，形神共養。
3. 强調伸展，注重按摩。

目　錄

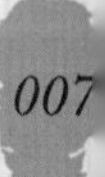

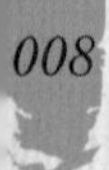

第一章　坐功十二段錦

本功在挖整古傳十二段錦的基礎上，遵循氣功特有的規律，結合現代社會人們的身心特點編創而成，不但繼承了古傳功法動靜結合、身心兼練的精髓，而且借鑒了按摩、導引、入靜、存想等多種氣功養生方法，推陳出新，融傳統性和現代性於一體，是對傳統十二段錦的再次昇華。

本套十二段錦，因全是坐勢，故稱為「坐功十二段錦」。坐功運動量不大，比較適合初學者、年老者、體弱者。每天可以專門練習，也可在睡前或醒後練習，均非常有益養生。

一 開功勢

【練法】

1. 兩腳併步站立。兩掌自然垂於身體兩側，身體保持中正，兩肩自然放鬆。目視前方。（圖1-1）

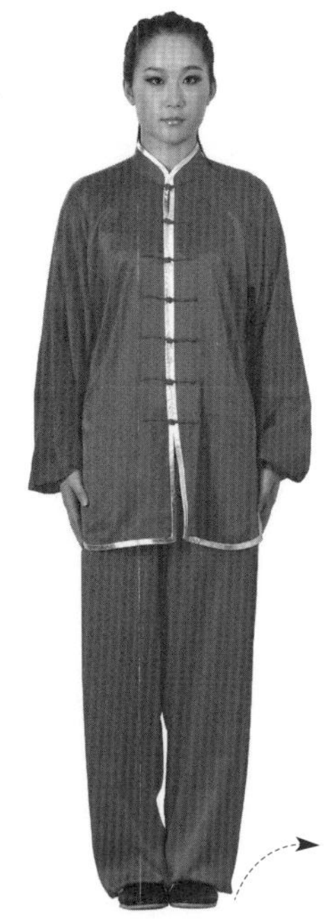

圖1-1

2. 右膝微屈；左腳向後撤步，前腳掌著地。（圖1–2）

3. 屈膝下蹲。兩掌下落，十指撐地，兩肘微屈；上體稍前傾。目視前下方。（圖1–3）

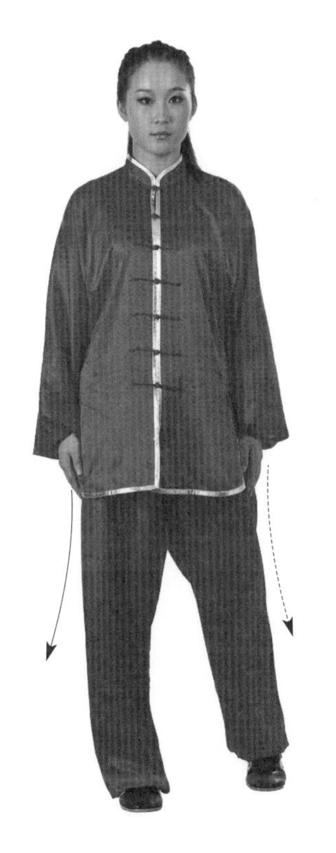
圖1–2

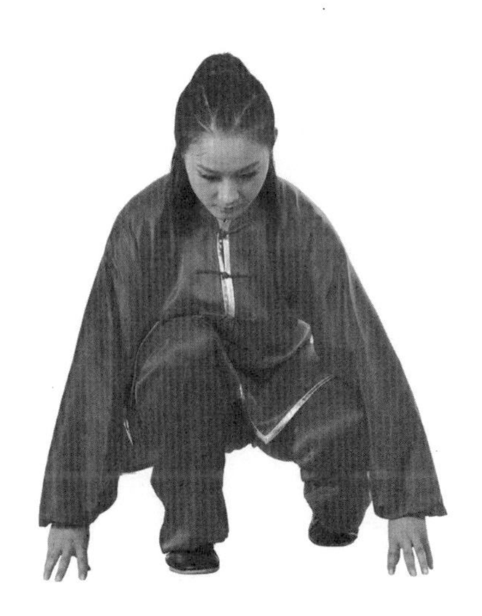
圖1–3

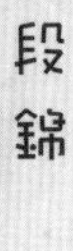

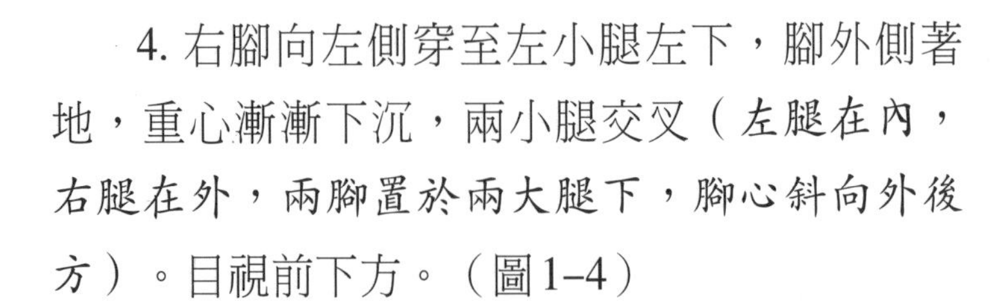

4. 右腳向左側穿至左小腿左下，腳外側著地，重心漸漸下沉，兩小腿交叉（左腿在內，右腿在外，兩腳置於兩大腿下，腳心斜向外後方）。目視前下方。（圖1–4）

5. 動作不停。身體重心左移，正身盤坐。兩掌扶於兩膝。目視前方。（圖1–5）

【要點】

速度均勻，身體平穩，正身端坐。

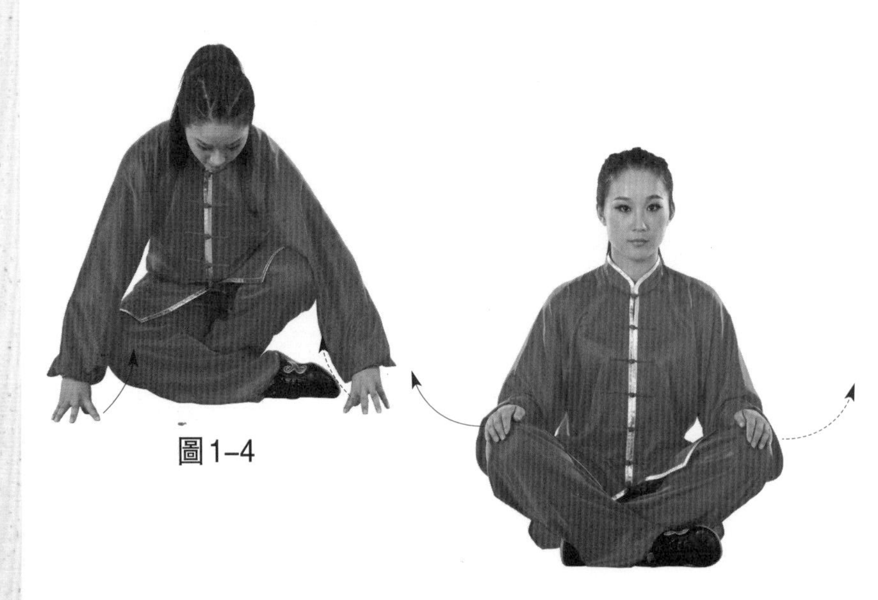

圖1–4

圖1–5

❷ 冥心握固勢

【練法】

1. 盤腿正坐。兩掌自膝蓋上翻轉，分別向體前45°前伸，掌心向上，掌尖向外。（圖1-6）

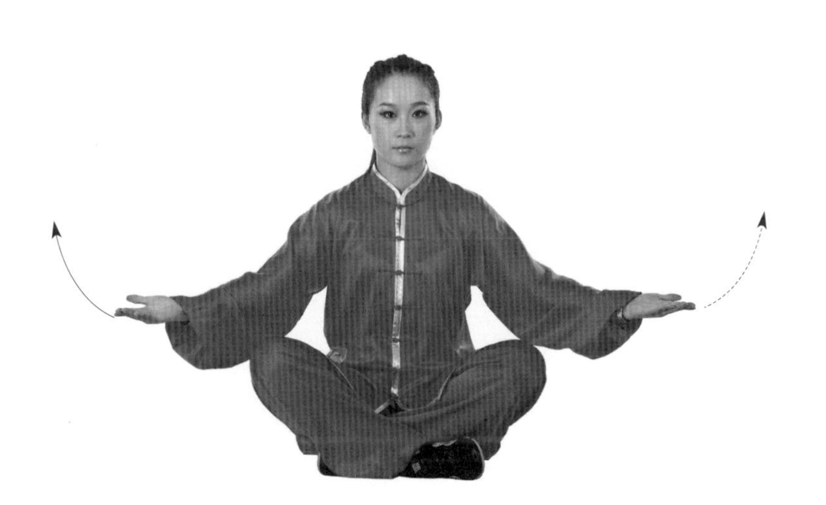

圖1–6

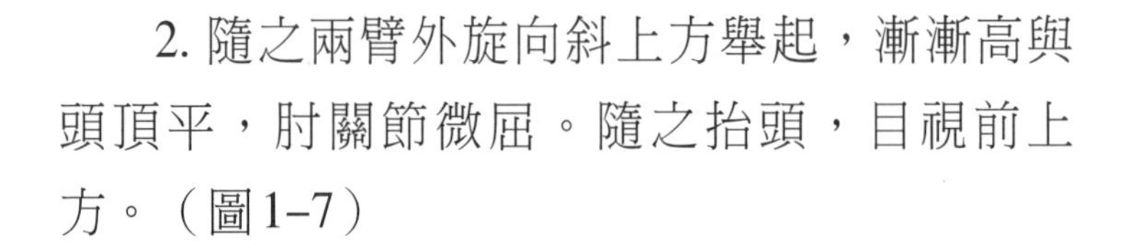

2. 隨之兩臂外旋向斜上方舉起，漸漸高與頭頂平，肘關節微屈。隨之抬頭，目視前上方。（圖1–7）

3. 下頦內收，兩臂內旋，兩掌下落至前平舉，與肩同寬，掌心向下，掌尖向前。目視前方。（圖1–8）

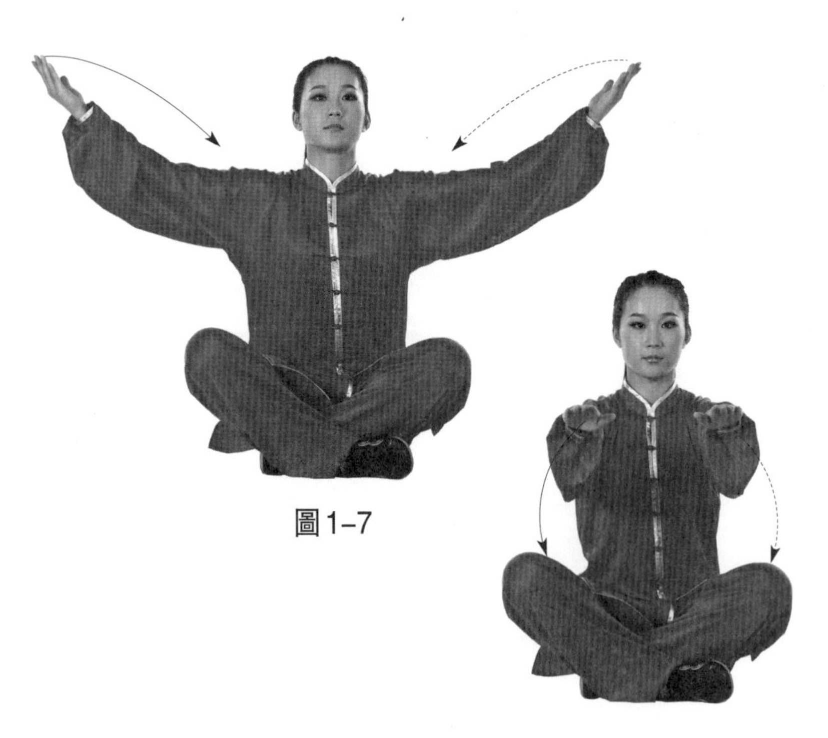

圖1–7

圖1–8

4. 動作不停。兩掌由身前下按；隨之兩手拇指抵無名指根節「握固」，置於兩膝內側，拳眼相對。調息約30秒鐘，也可自定時間。（圖1-9）

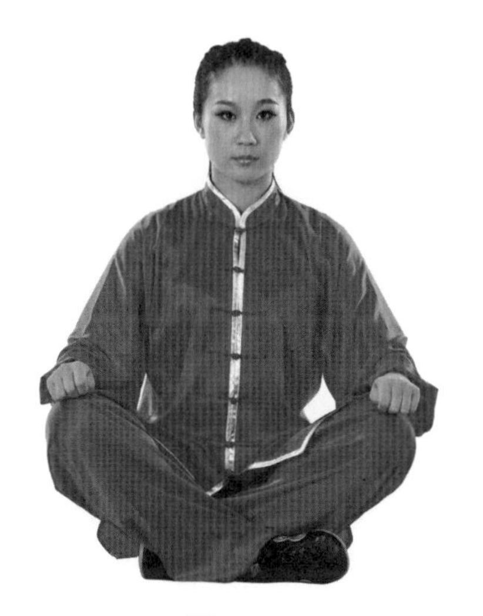

圖1-9

握固手形示意。（圖1-10）

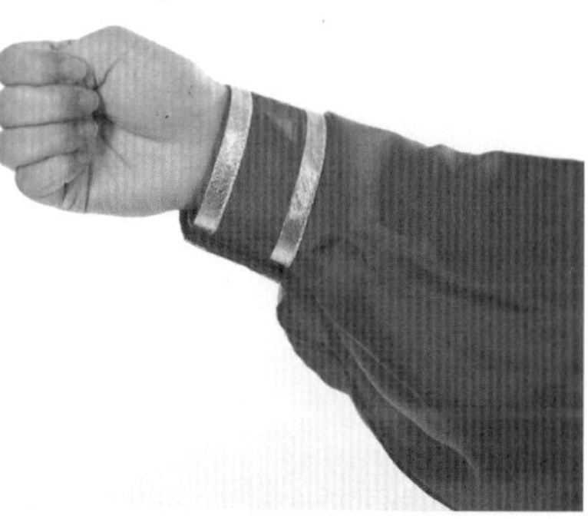

圖1-10

【要點】

1. 兩臂上舉時，舒胸展體。兩掌下按時，立項豎脊，百會虛領。

2. 全身放鬆，排除一切雜念，調節呼吸，呼吸要深匀細長，心神會慢慢靜下來，這對於練功和養生都非常有益。

3. 盤坐重心穩定，有利於身體的放鬆和長時間靜坐，而且雙足交盤使血液流動大大減緩，減緩生理活動，又增加體腔的靜壓力，有利於最大限度降低新陳代謝速度，便於入靜。

4. 盤坐時脊椎要直。脊椎順直，氣就通順，氣通順了，心就自然容易安住。由於自然生理彎曲造成的習慣，坐時腰椎易呈後突，應注意糾正。

5. 盤坐時，頭要中正，不俯仰，不歪斜，下頦微內收（不是低頭），這利於頸椎正直。

6. 盤坐時，兩肩不要內縮或沉肩躬背，應自然舒展，但不要挺胸。

7. 雙眼垂簾，即雙眼閉合微開一線，以能見體前地面為宜。

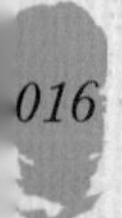

三 叩齒鳴鼓勢

【練法】

1. 兩拳變掌經腰間，兩臂內旋向身體兩側平舉，掌心向後，掌尖向外。（圖1-11～圖1-13）

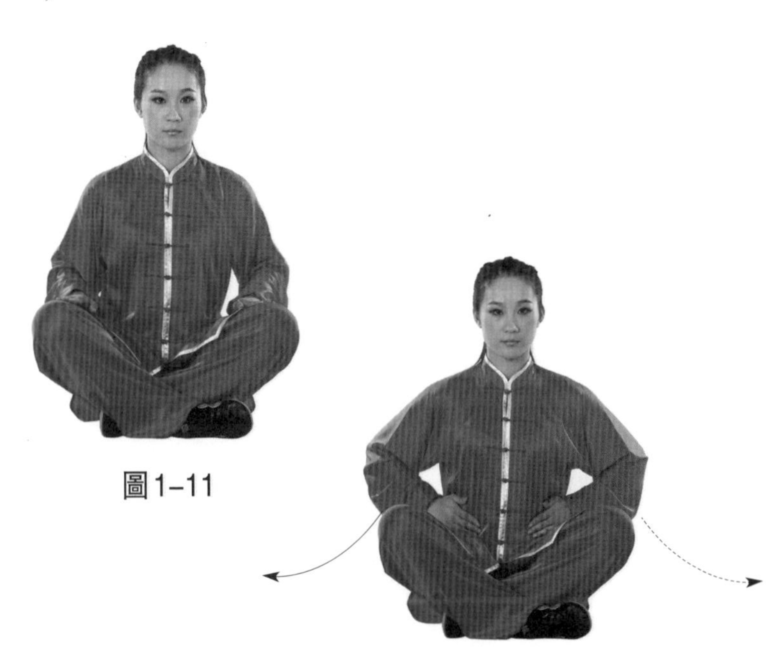
圖1-11

圖1-12

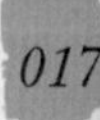

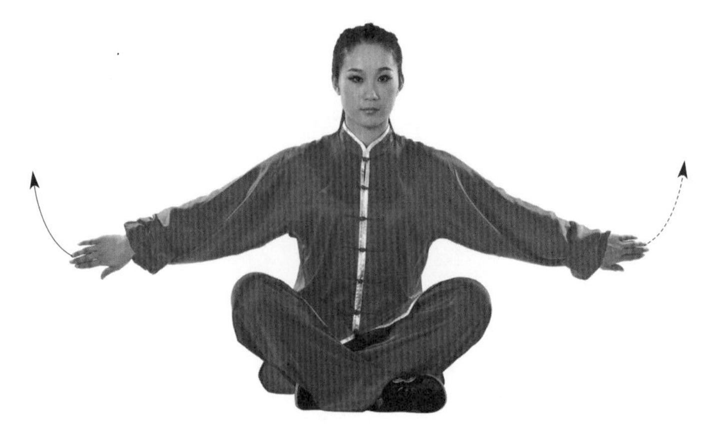

圖1–13

2. 兩掌與肩同高時，兩臂由內向外旋，掌心向前。目視前方。（圖1–14）

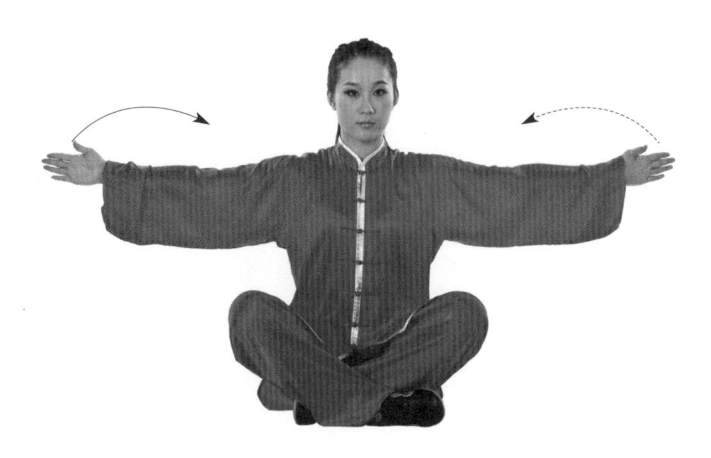

圖1–14

3. 動作不停。兩臂屈肘，兩掌中指掩實耳孔。（圖1–15、圖1–16）

4. 然後，叩齒36次（也可自定次數）。目視前方。（圖1–17）

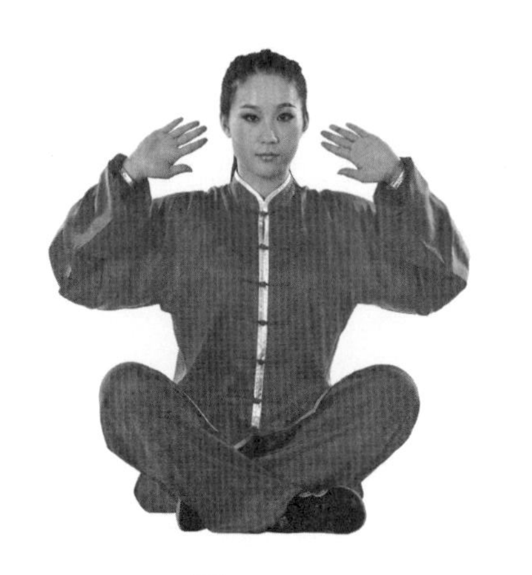
圖1–15

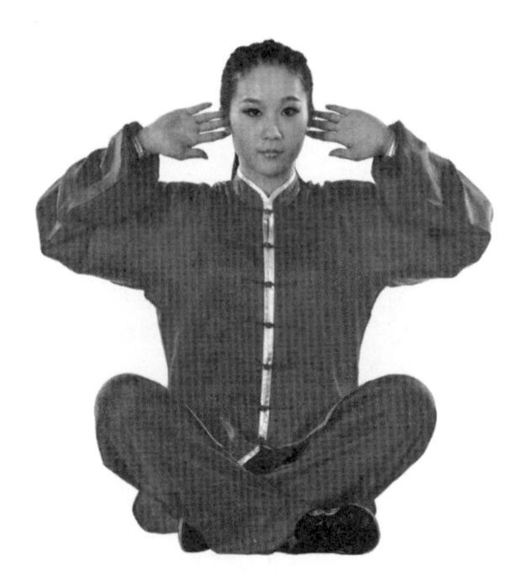
圖1–16

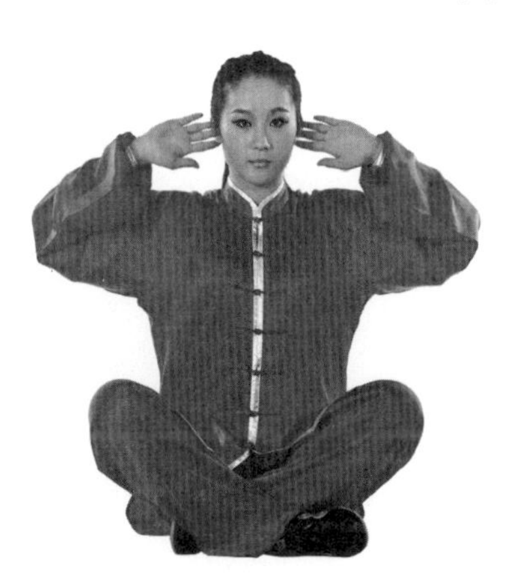
圖1–17

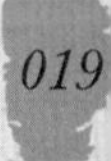

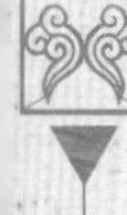

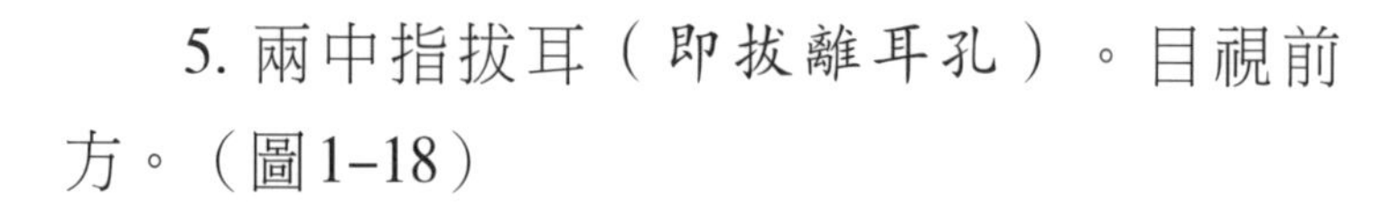

5. 兩中指拔耳（即拔離耳孔）。目視前方。（圖1–18）

6. 兩掌心按實耳孔，十指輕扶後腦。（圖1–19）

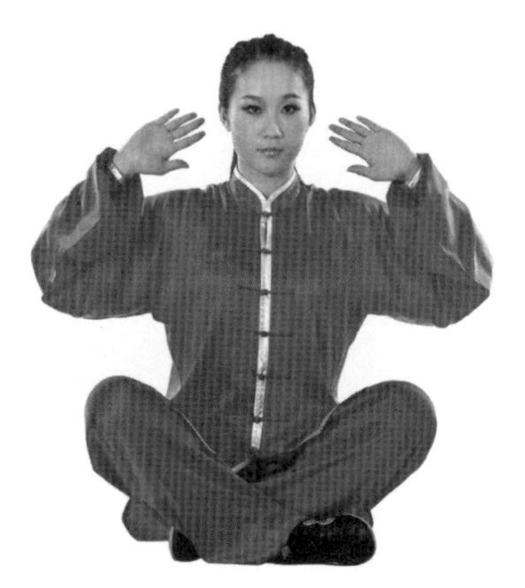

圖1–18

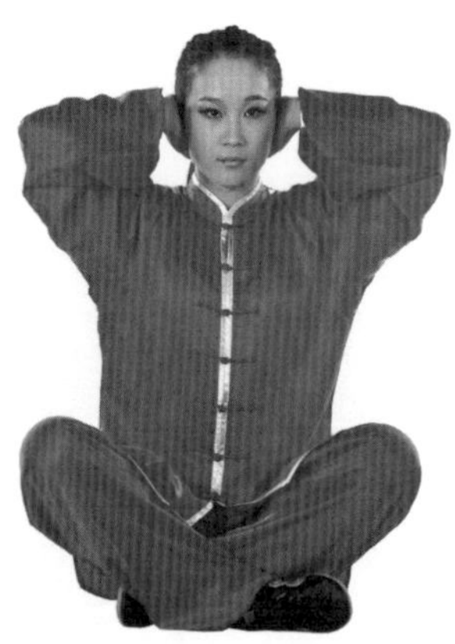

圖1–19

7. 中指腹位於枕骨粗隆處，接著兩手食指分別放在兩手中指指背上，二指同時爭力，用食指指腹彈擊在後腦上。反覆彈擊24次（也可自定次數）。（圖1-20、圖1-20附）

8. 然後，兩掌拔耳。（圖1-21）

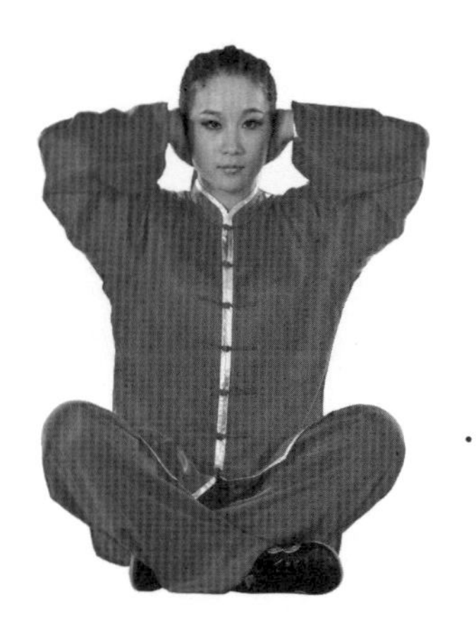

圖1-20

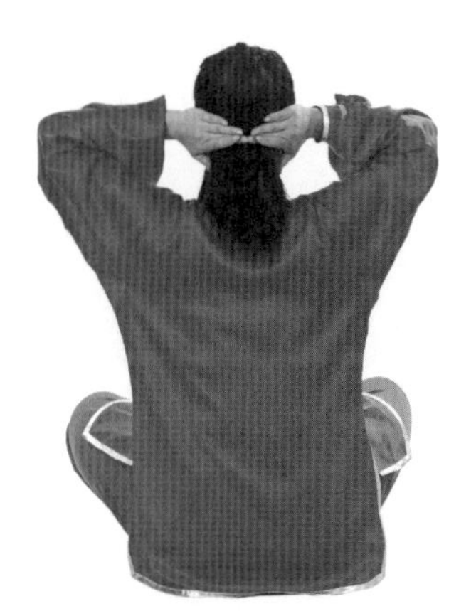

圖1-20附

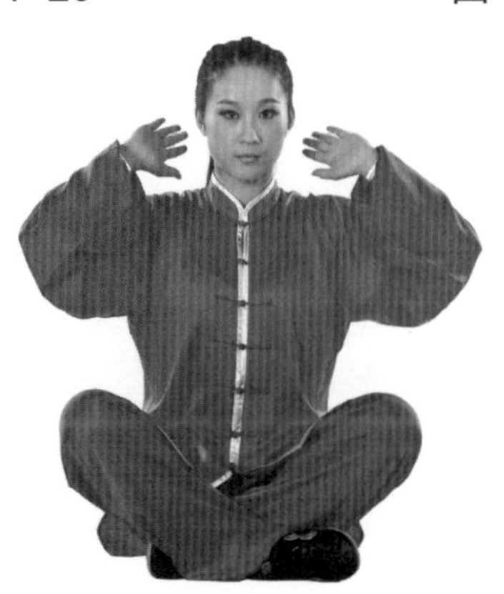

圖1-21

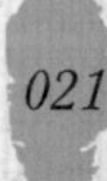

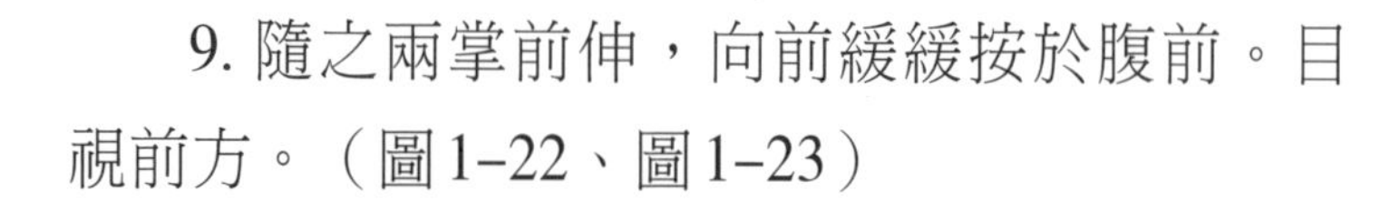

9. 隨之兩掌前伸，向前緩緩按於腹前。目視前方。（圖1–22、圖1–23）

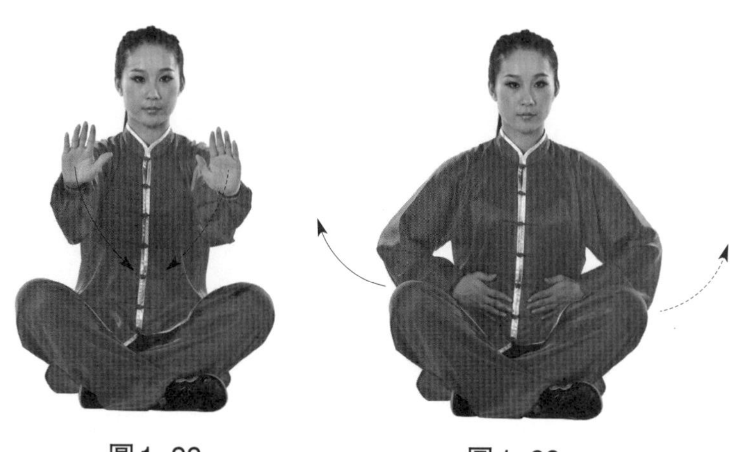

圖1–22　　圖1–23

【要點】

1. 叩齒時，精神要集中，目光內含，意念於叩齒動作中，兩掌掩實耳孔，靜聽、默數。

2. 叩齒中一旦出現唾液時，要將其吞咽下去。

3. 雙掌叉指抱住的是後腦玉枕部位。

4. 呼吸儘量緩慢、均勻，吐氣時要儘量配合收腹，氣要吐盡。

5. 鳴鼓食指要有彈力。

四 微撼天柱勢

【練法】

1. 上體緩緩左轉約45°。同時，兩臂內旋成側平舉，掌心向後。目視左方。（圖1-24）

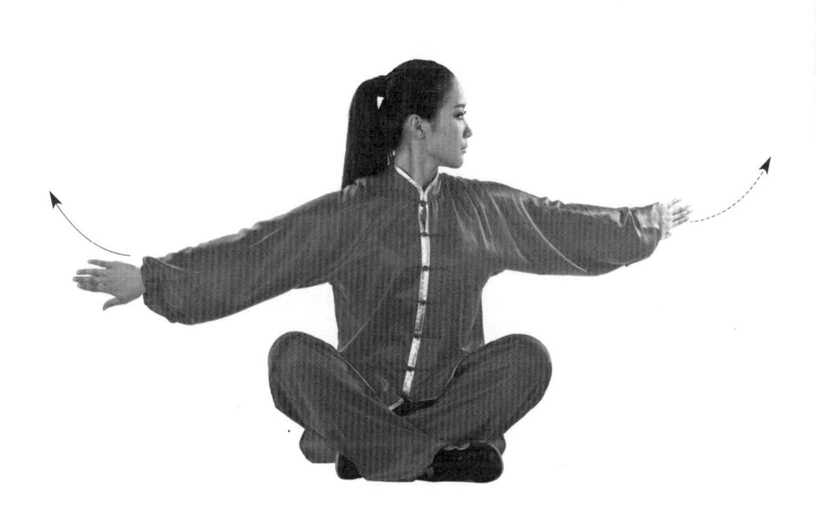

圖1-24

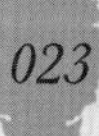

2. 動作不停。上體向右轉正。同時，兩臂外旋並向前平舉。（圖1–25）

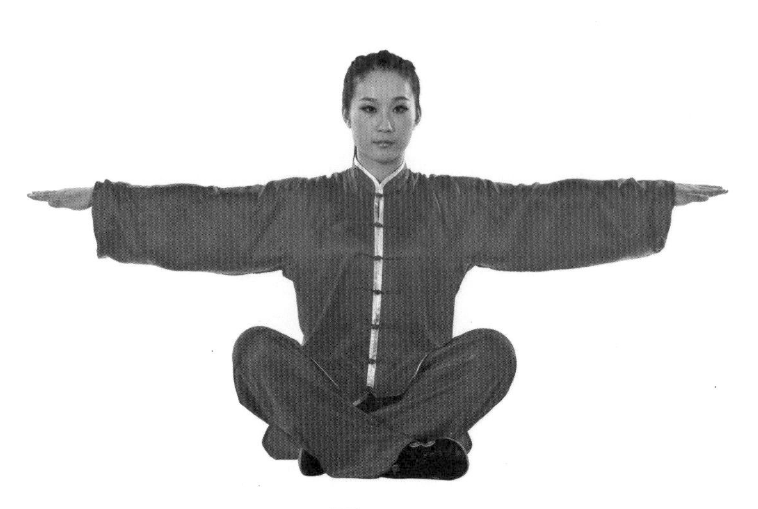

圖1–25

3. 至兩掌與肩同寬時，左掌向內平收至膻中穴前，掌尖向右；右掌向小腹前收，近腹前時，轉掌成掌心向上，掌尖向左。兩掌成抱球狀於體前，掌心相對。目視前方。（圖1–26）

4. 動作不停。左掌下按，兩掌合於小腹前。目視前方。（圖1–27）

5. 接著，頭向左轉。同時，兩掌貼緊向右移至右大腿內側。目視左側。（圖1–28）

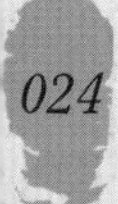

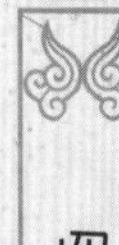

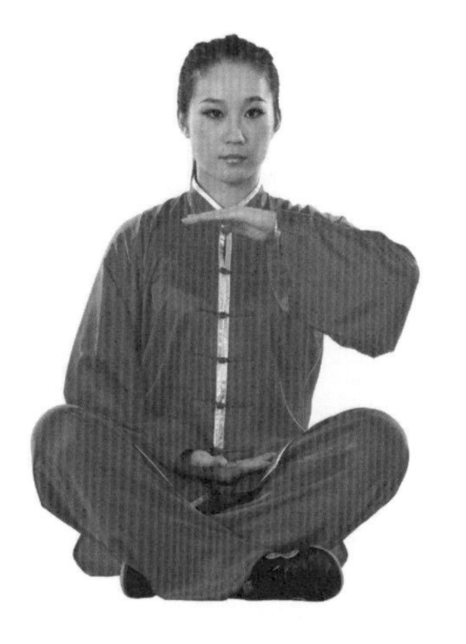

圖1-26

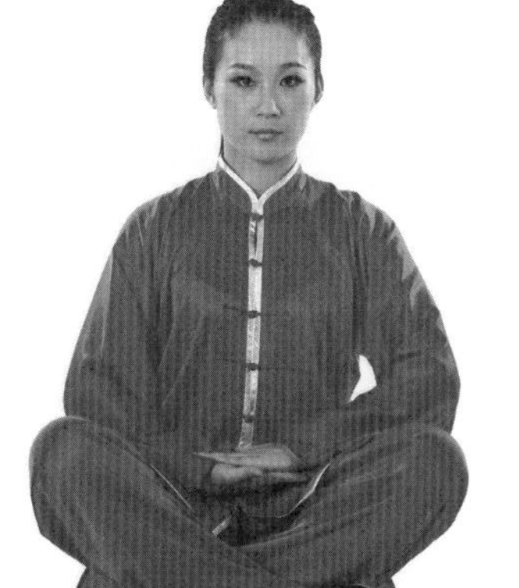

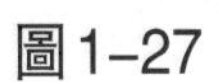

圖1-27

6. 左肩下沉，左掌根向下壓右掌。同時，向上抬頭，稍停。目視左上方。（圖1-29）

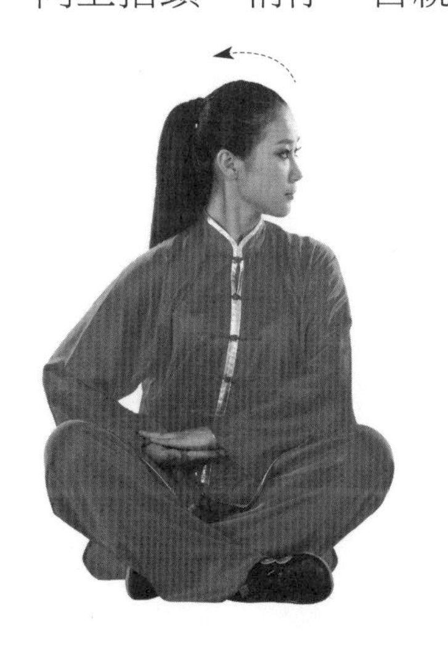

圖1-28

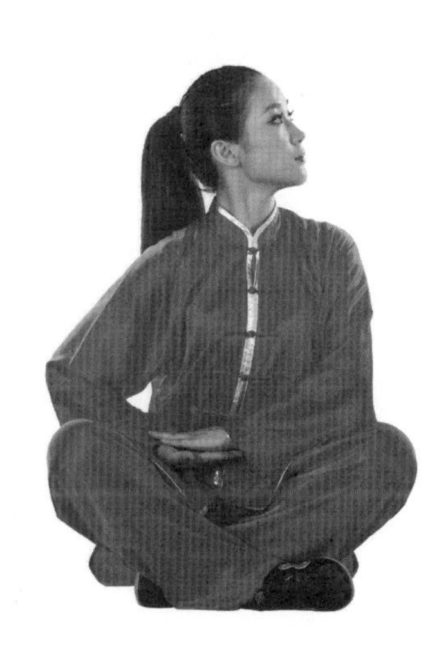

圖1-29

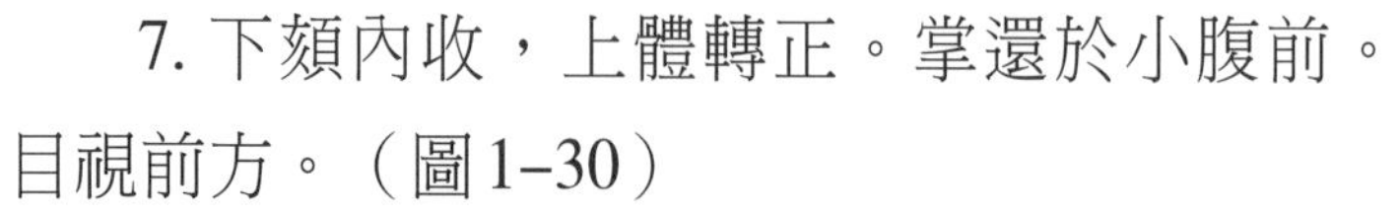

7. 下頦內收，上體轉正。掌還於小腹前。目視前方。（圖1–30）

8. 隨之上體右轉約45°。同時，兩掌分開，兩臂內旋成側平舉，掌心向後。目視右方。（圖1–31）

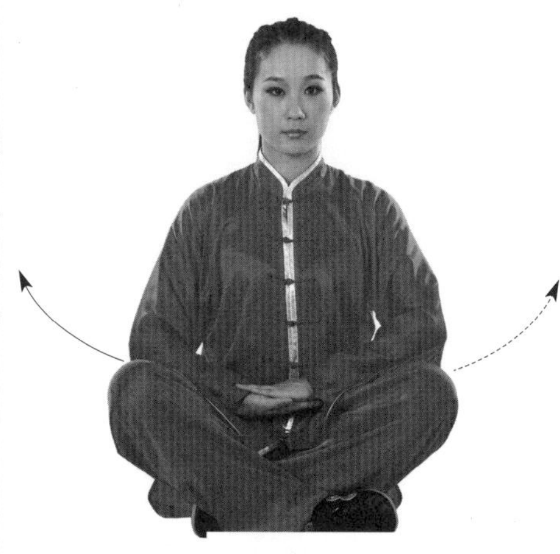

圖1–30

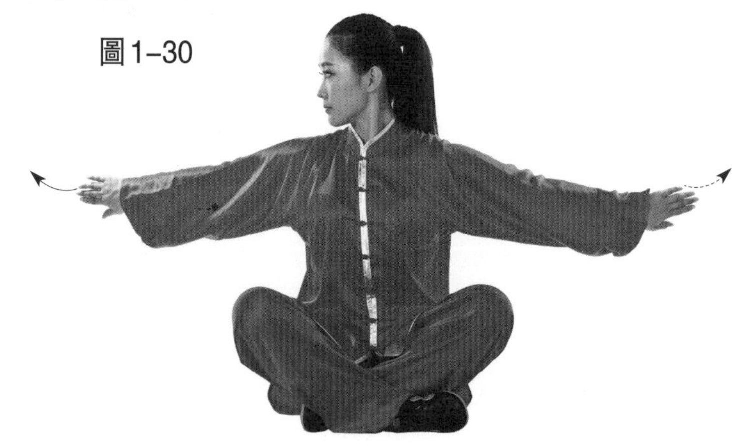

圖1–31

9. 接著，做合掌、右側轉頭的動作，動作與合掌、左轉頭相同，唯方向相反。（圖1–32～圖1–36）

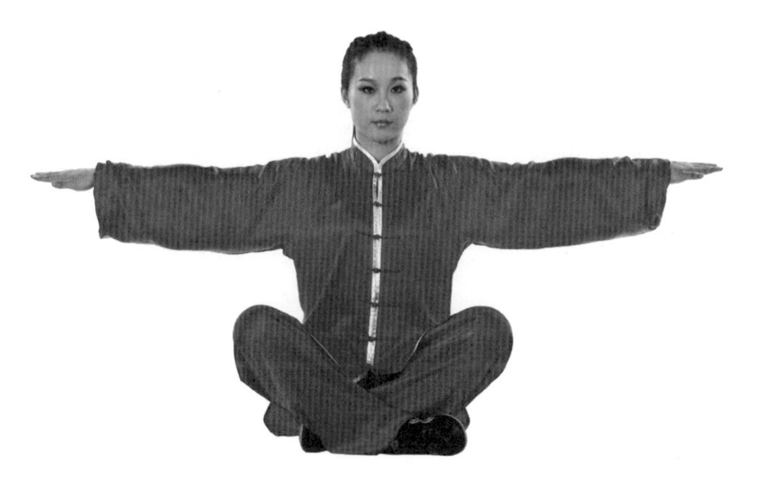

圖1–32

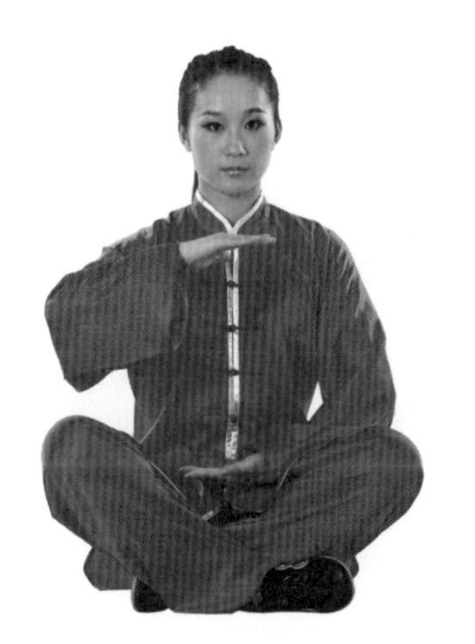

圖1–33

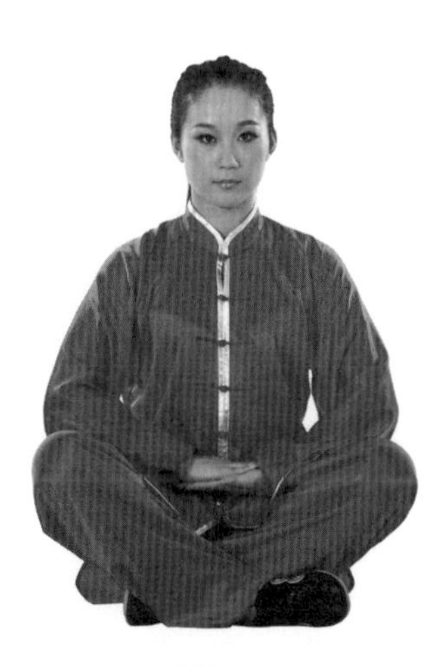

圖1–34

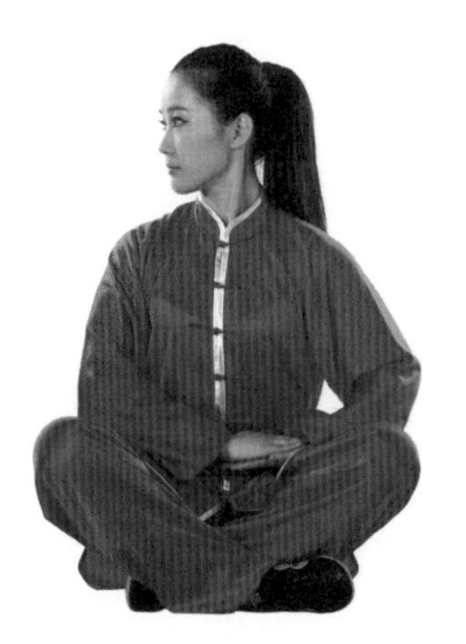

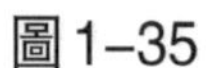

圖1–35

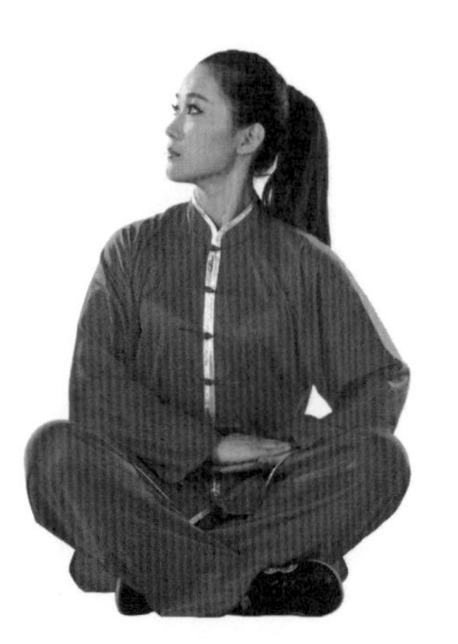

圖1–36

一左一右為1遍，共做3遍。

10. 做到第3遍最後一動時，下頦內收，頭向左轉正。然後，兩掌稍右移，隨之兩臂屈肘收於腰側，兩掌尖斜向下。目視前方。（圖1–37、圖1–38）

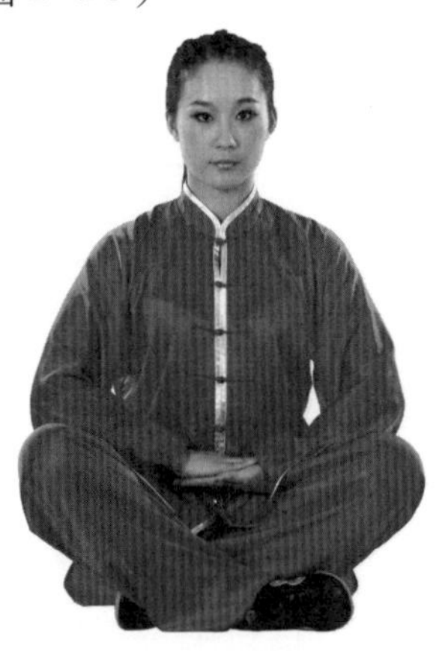

圖1–37

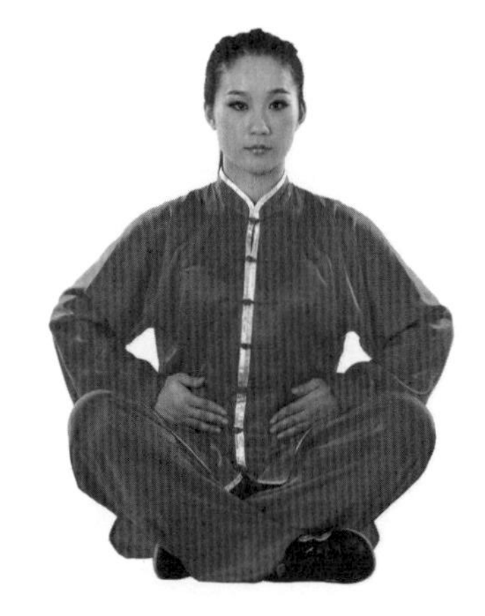

圖1–38

【要點】

1. 轉頭時，動作要緩慢，全身放鬆，意念集中於轉頭動作上，上體不動，豎項。抬頭時，下頦用力。

2. 頭、頸、肩、脊柱，要連成一線貫穿勢的擺動，頸項不可鬆懈或斷勁，恰如九曲珠一般。

3. 目隨頭轉到定位時，可用力瞪眼翻睛一下，即有怒目之意。

4. 轉腰旋臂時，以腰帶臂，沉肩、立身。

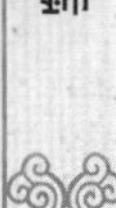

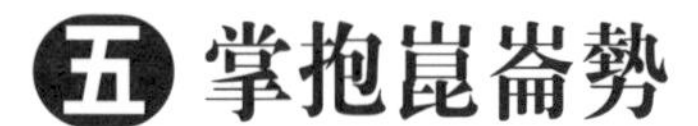

五 掌抱崑崙勢

【練法】

1. 兩肩後展，隨之兩掌前伸，並直臂上舉，掌心相對。目視前方。（圖1–39～圖1–42）

2. 動作不停。兩臂屈肘下落，至腦後時，十指交叉，抱於後腦玉枕部。目視前方。（圖1–43、圖1–44）

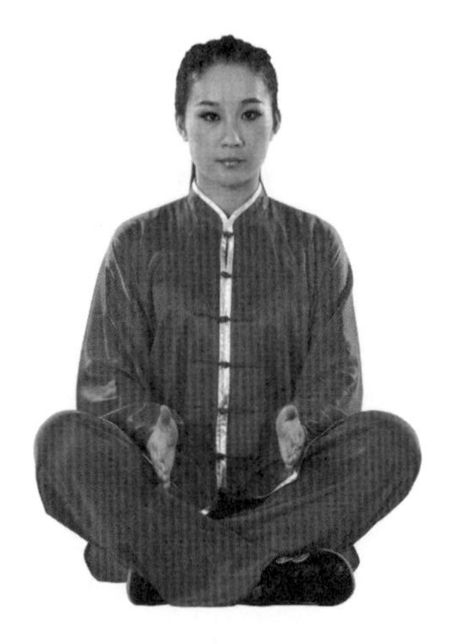

圖1–39

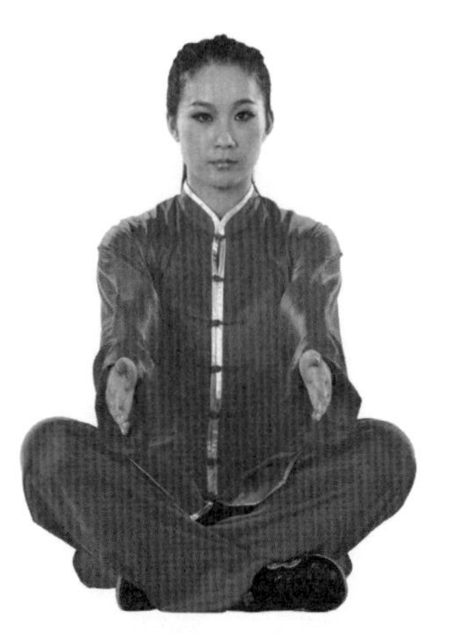

圖1–40

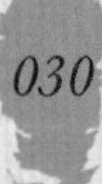

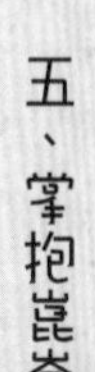
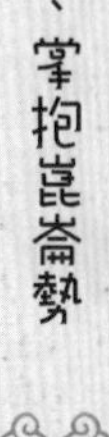
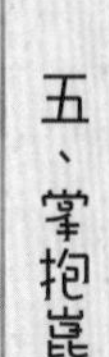
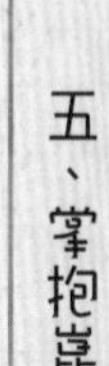

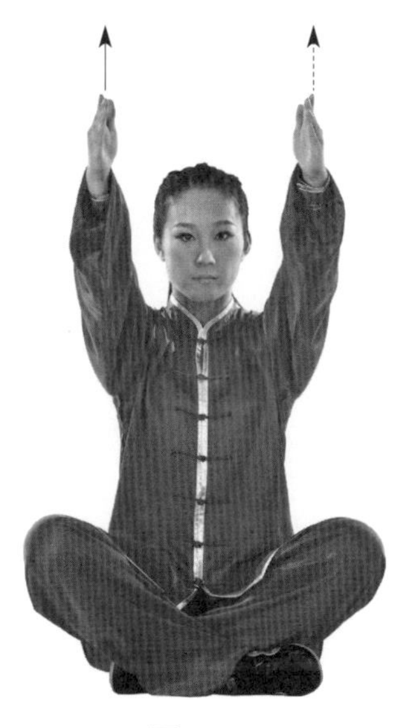

圖1-41

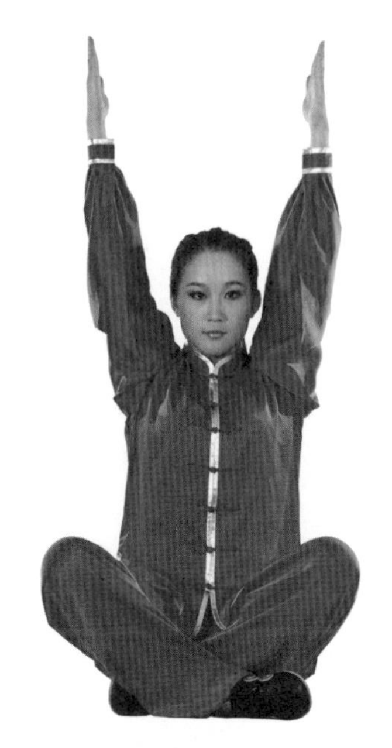

圖1-42

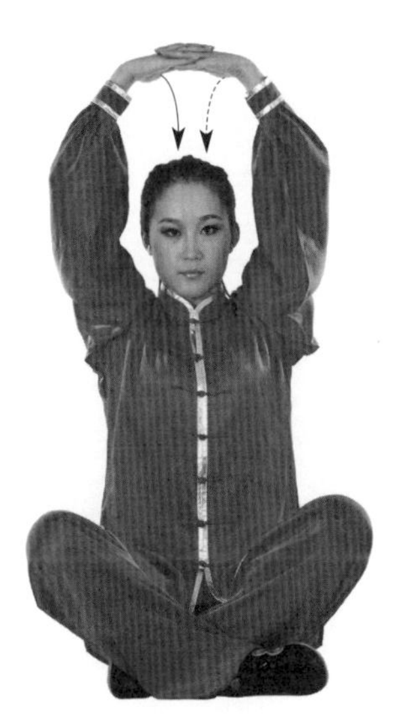

圖1-43

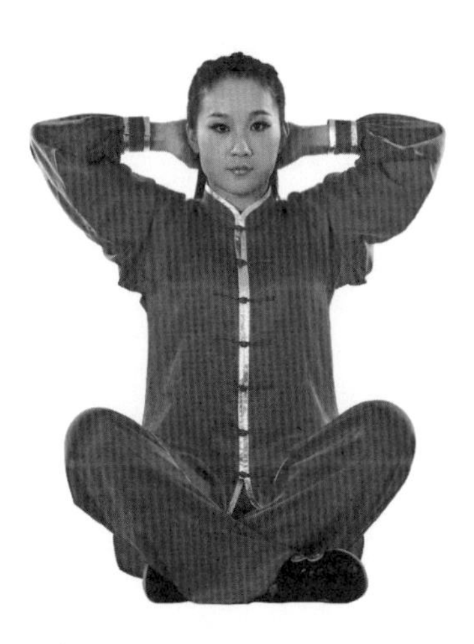

圖1-44

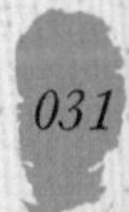

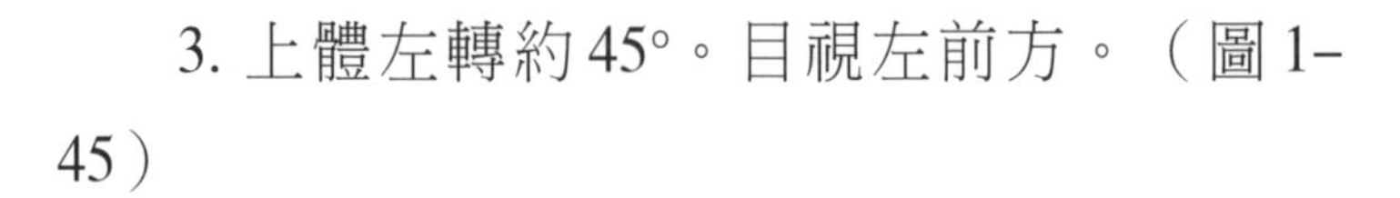

3. 上體左轉約45°。目視左前方。（圖1–45）

4. 兩掌抱後腦不變，上體緩緩右傾，左肘臂緩緩上抬，抻拉左脅肋部。隨之目視左斜上方。（圖1–46）

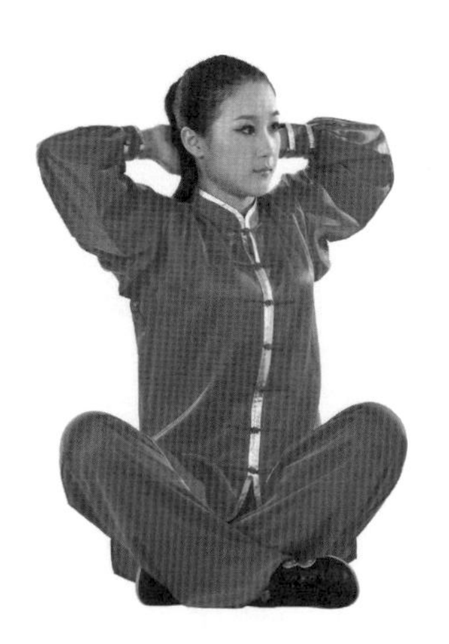

圖1–45

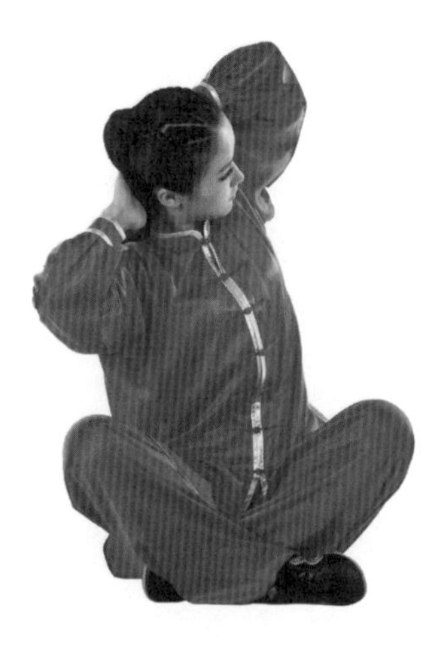

圖1–46

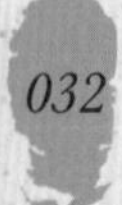

5. 上體緩緩還原，上體豎直。目視左前方。（圖1–47）

6. 上體向右轉正。目視前方。（圖1–48）

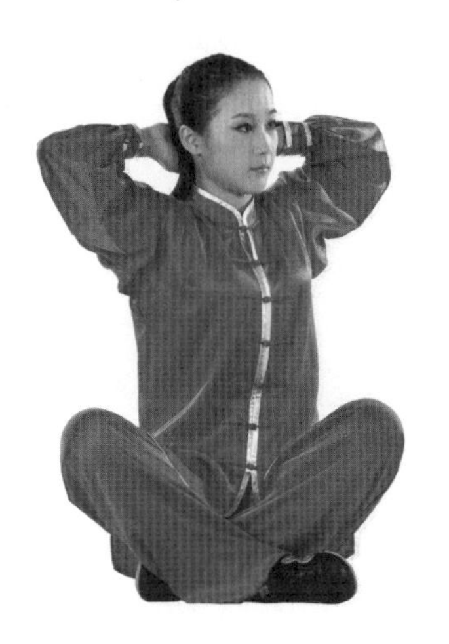

圖1–47

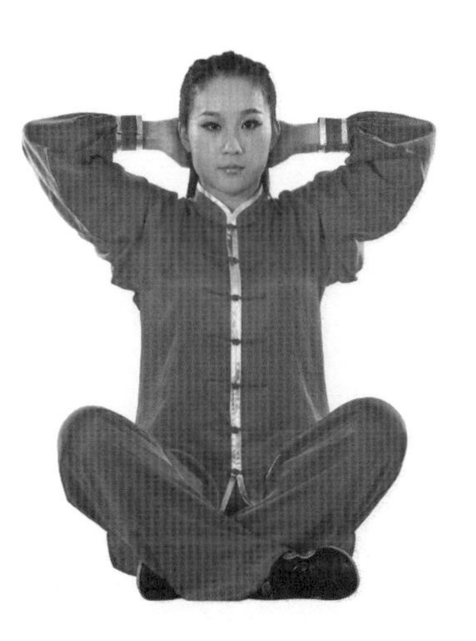

圖1–48

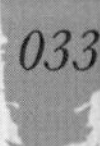

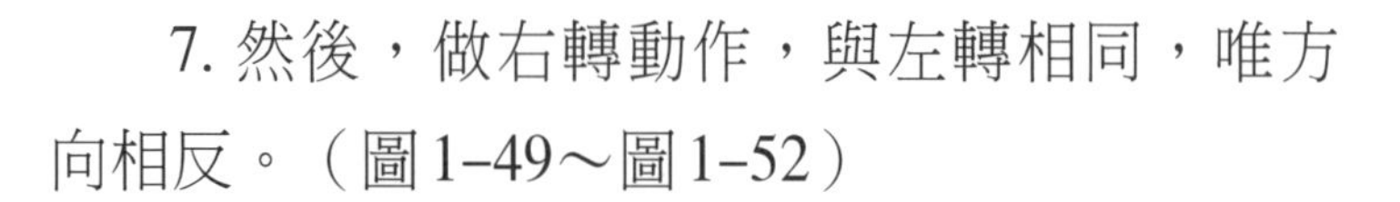

7. 然後，做右轉動作，與左轉相同，唯方向相反。（圖1–49～圖1–52）

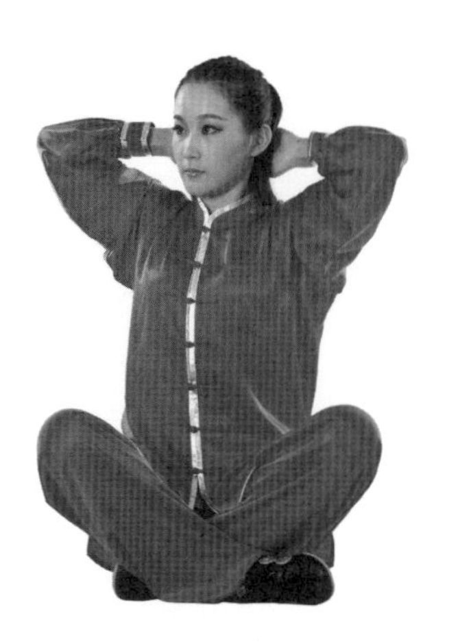

圖1–49

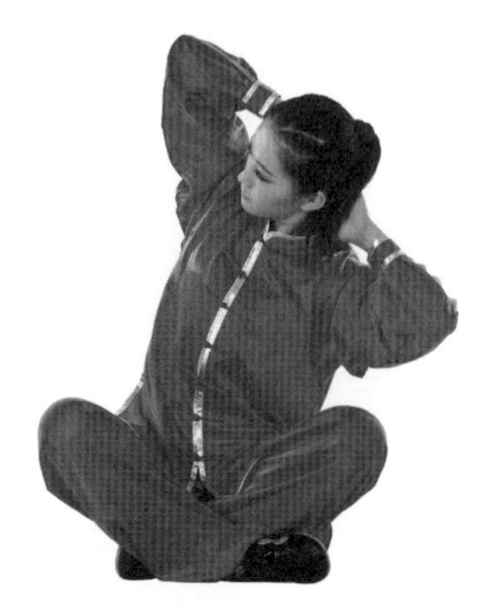

圖1–50

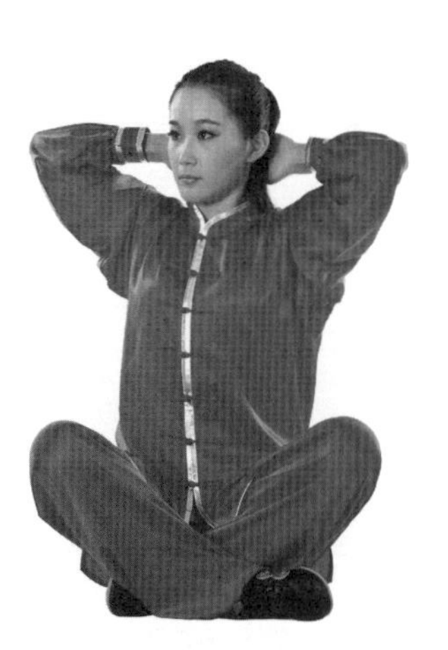

圖1–51

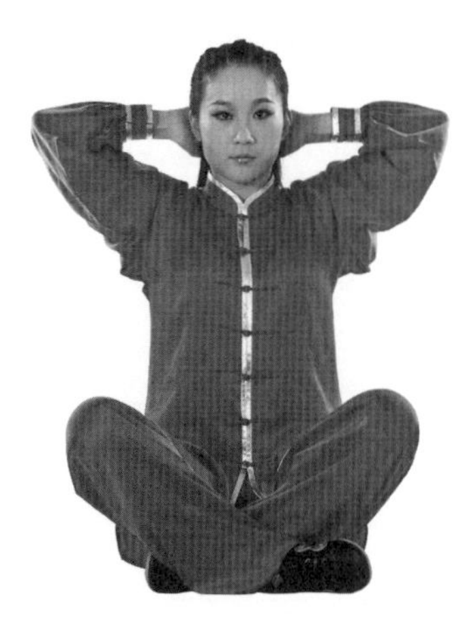

圖1–52

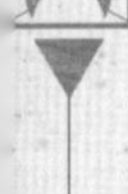

8. 仰面，下頦上抬起，與頸部爭力。目視前上方。（圖1–53）

9. 兩臂緩緩向前合肘，隨之下頦內收。（圖1–54、圖1–55）

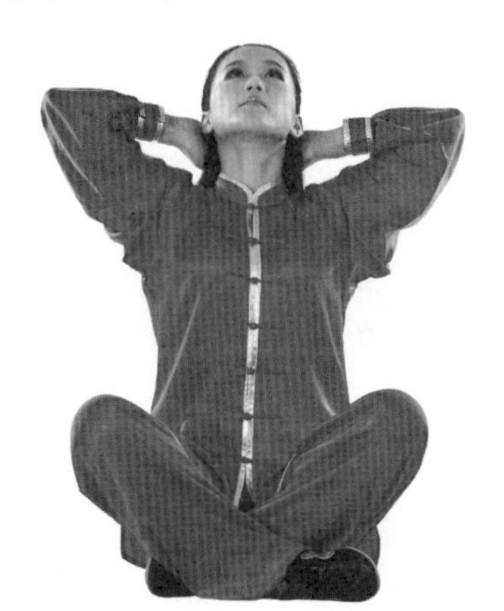

圖1–53

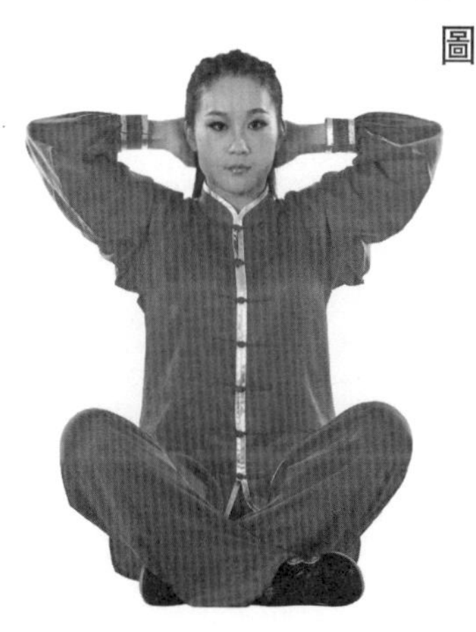

圖1–54

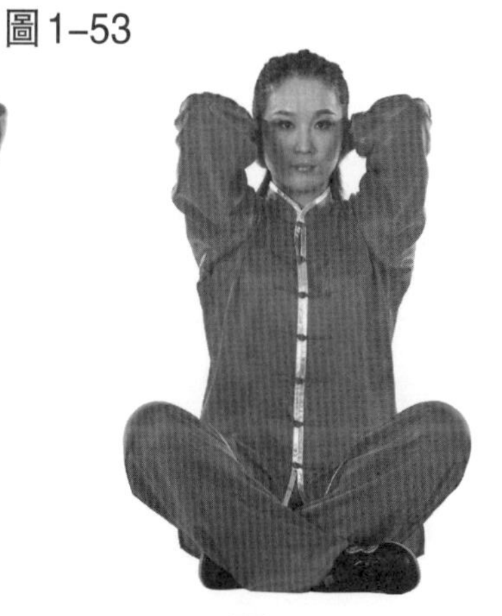

圖1–55

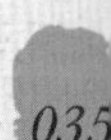

10. 兩手交叉抱住後腦下按，含頦低頭。目視腹部。（圖1–56）

11. 兩掌分開貼兩頰下移，兩掌根貼下頜成托抱狀。（圖1–57）

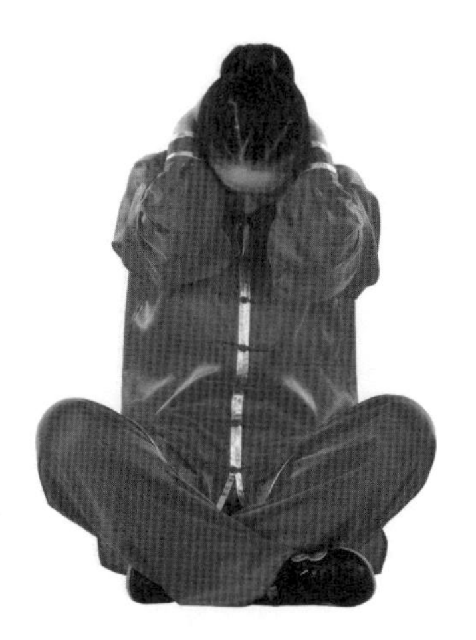

圖1–56

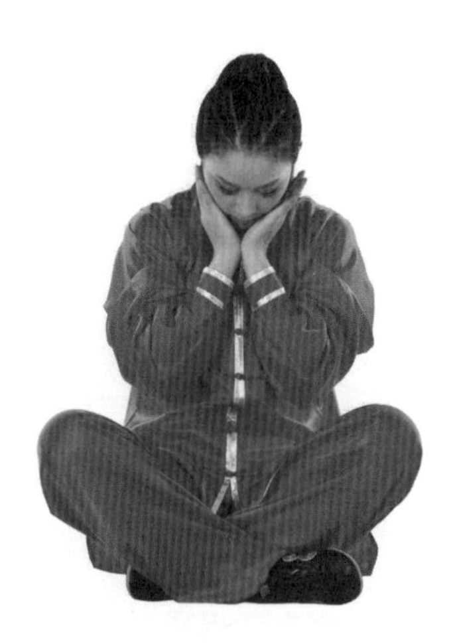

圖1–57

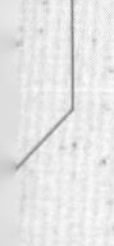

12. 動作不停。兩掌上托下頷，仰面向天。目視上方。（圖1–58）

13. 下頦內收，頸部豎直。同時，兩掌鬆托，掌尖相對，掌心向下。（圖1–59）

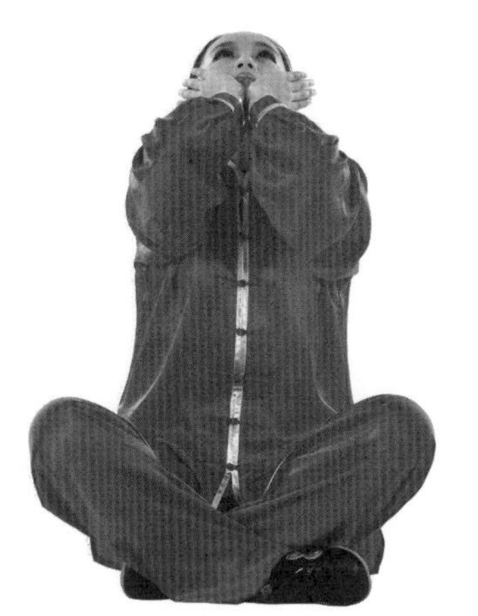

圖1–58

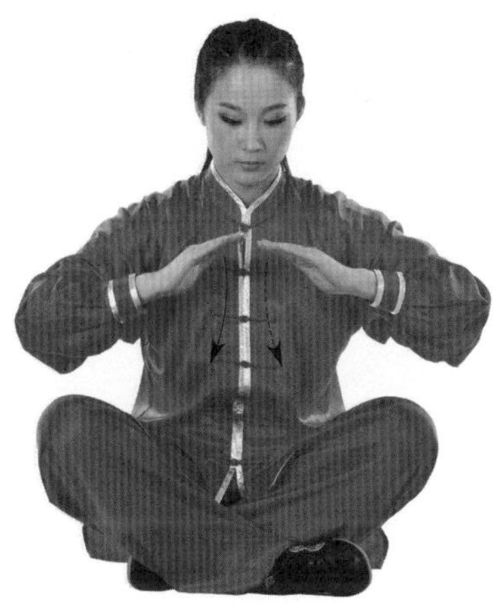

圖1–59

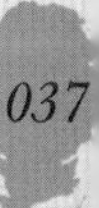

14. 兩掌沿體前下按至小腹前時，臂外旋變指尖斜向下收於腰間，掌心向裡。目視前方。（圖1–60）

上述動作反覆做3遍。

15. 第3遍最後一動時，兩掌按至腹前後握拳收於腰間，拳心向裡，拳眼向上。目視前方。（圖1–61）

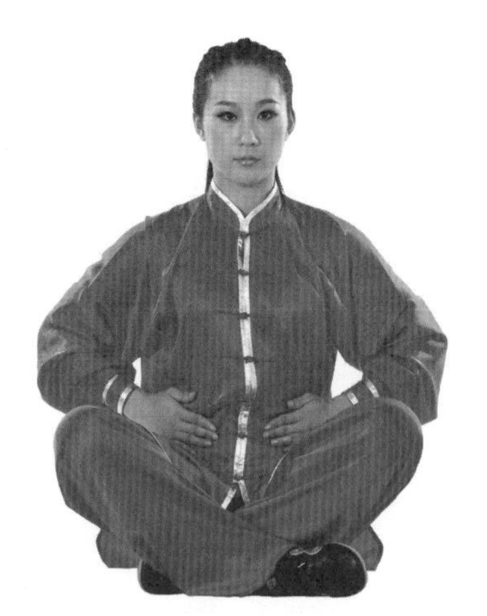

圖1–60

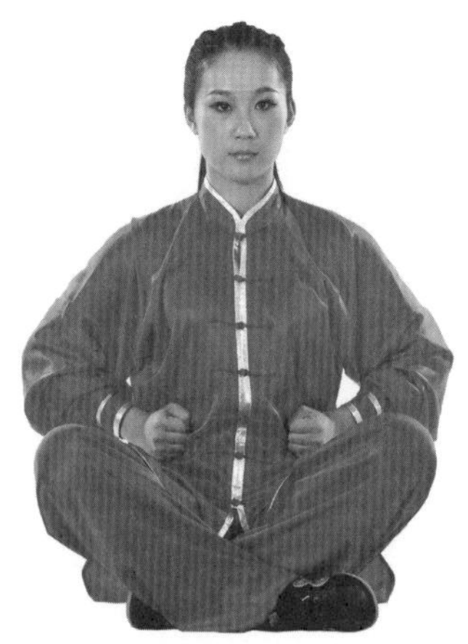

圖1–61

【要點】

1. 崑崙，即頭部。多指腦後的玉枕部位。

2. 抱頭轉體，向後展開肩、肘。左右側傾身時，異側肘充分上抬，抻拉脅肋部。

3. 低頭時，身體立直、收緊下頦。抬頭時，挺胸塌腰。

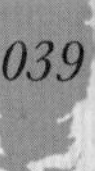

❻ 搖轉轆轤勢

【練法】

1. 兩拳後移置於腰後，拳背貼於腎腧穴處，拳心向後，拳眼向上。目視前方。（圖1–62）

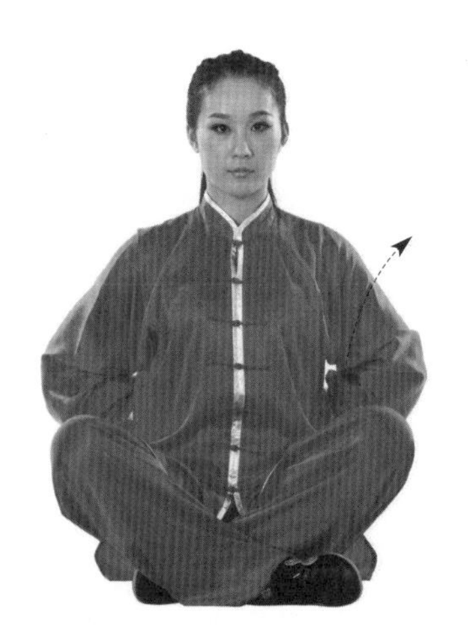

圖1–62

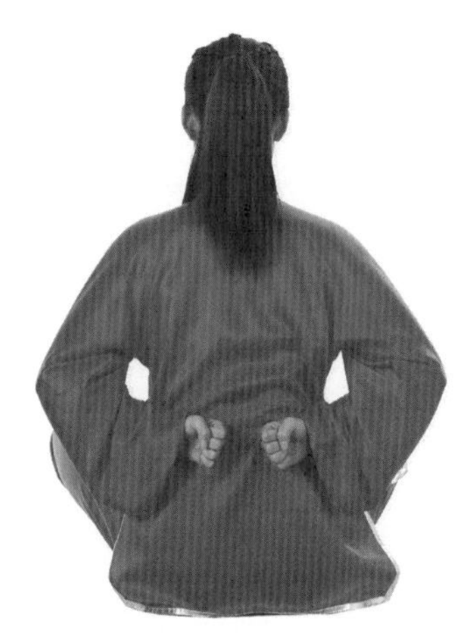

圖1–62附

2. 上體左轉約45°，右拳貼於後腰不變。同時，左拳屈腕上提至左肩前，拳心向下。（圖1–63）

3. 動作不停。上體向左傾側。同時，左腕上翹向左前方約45°下伸，肘關節微屈。（圖1–64）

4. 上動不停。左拳向後、向上畫立圓回收至左肩前。

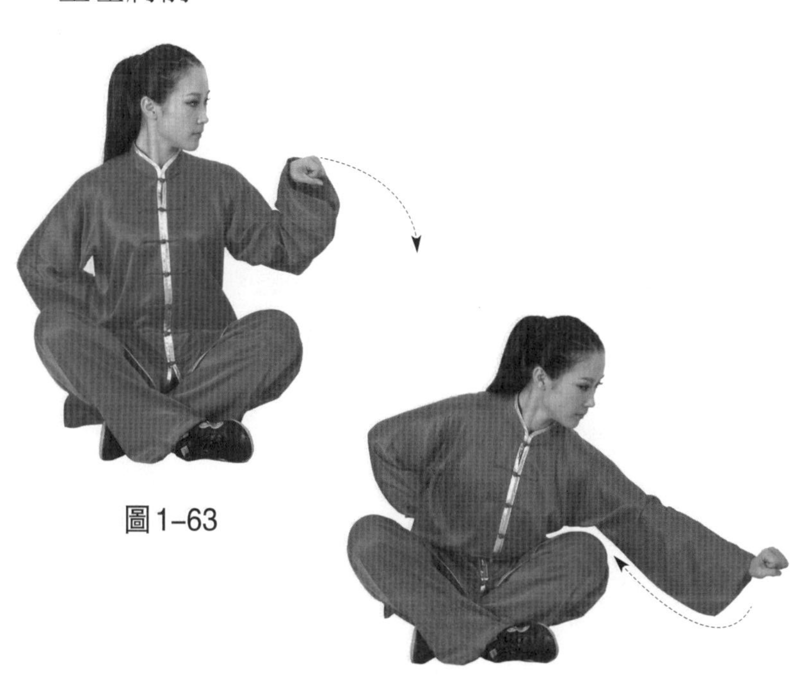

圖1–63

圖1–64

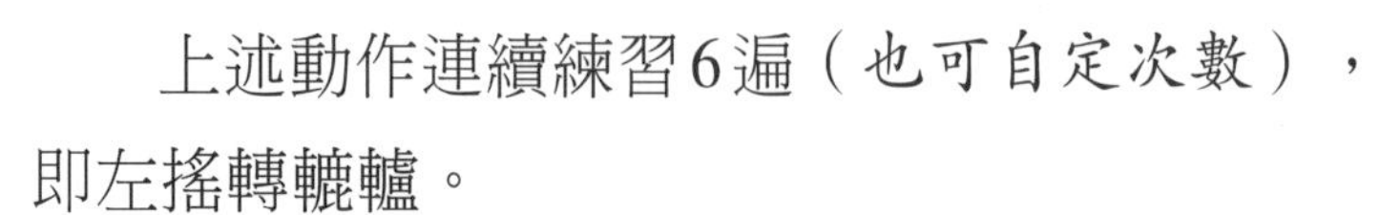
上述動作連續練習6遍（也可自定次數），即左搖轉轆轤。

5. 當第6遍結束時，上體向右轉正。左拳收至腰後腎腧穴處，拳心向後。目視前方。（圖1–65）

6. 接著，做右搖轉轆轤，動作與左搖轉轆轤相同，唯方向相反。（圖1–66、圖1–67）

連續練習6遍，即右搖轉轆轤。

7. 當第6遍結束時，上體向左轉正。右拳收至腰後腎腧穴處，拳心向後。目視前方。（圖1–68）

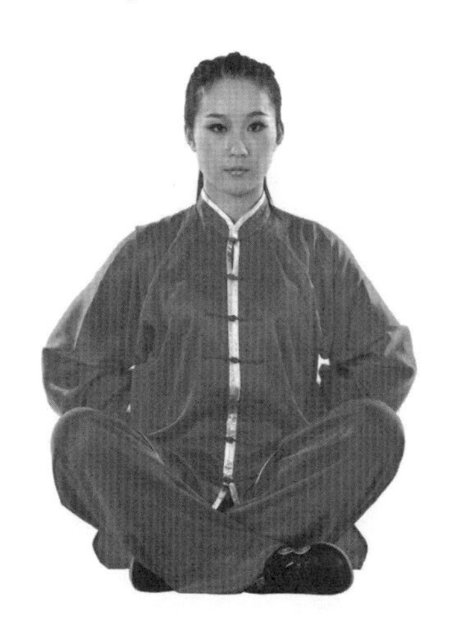

圖1–65

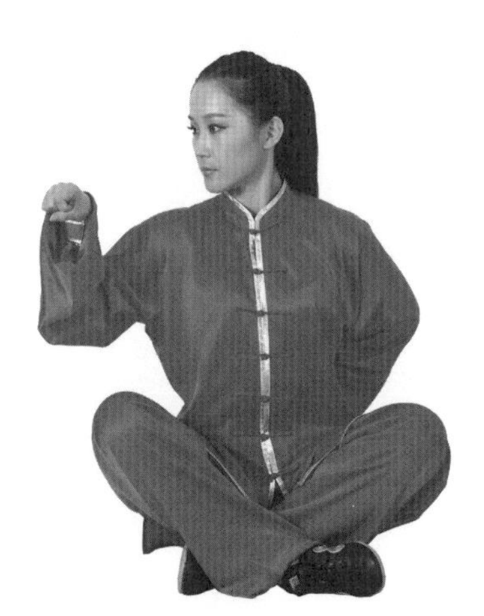

圖1–66

8. 展肩擴胸，繼向上提肩，再向前合肩，接之含胸、沉肩，呼吸均匀。目視前方。（圖1–69、圖1–70）

如此共向前繞肩6遍。

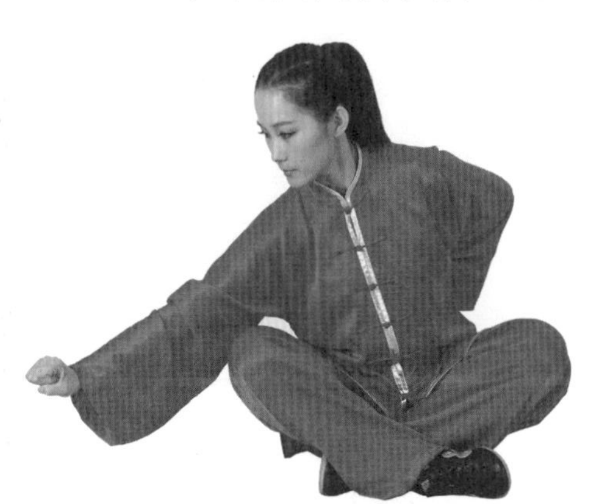

圖1–67

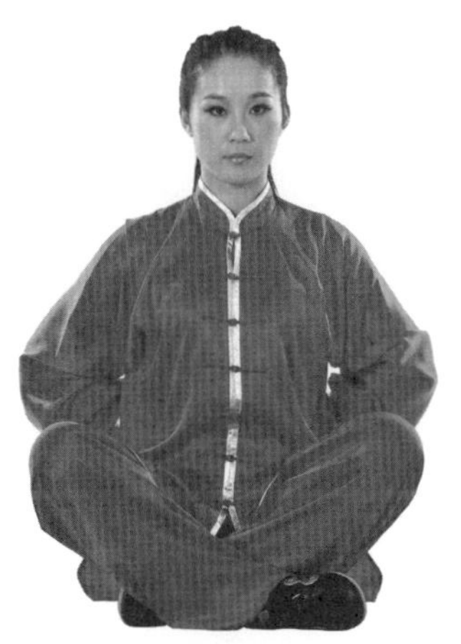

圖1–68

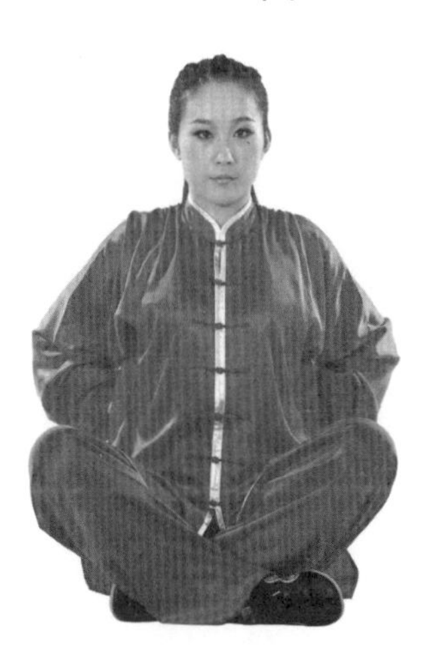

圖1–69

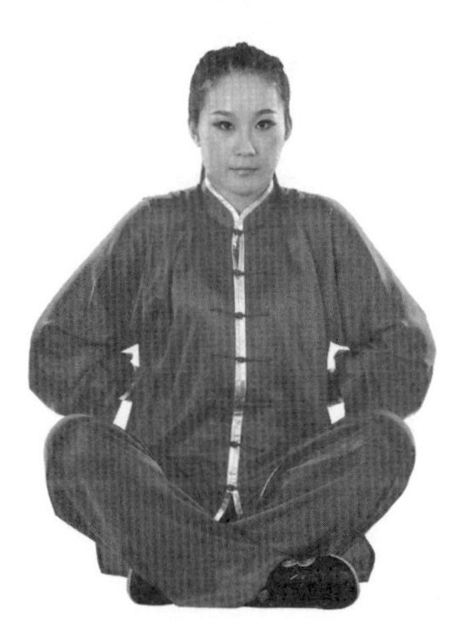

圖1–70

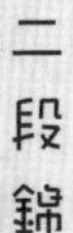
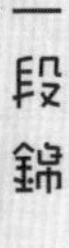

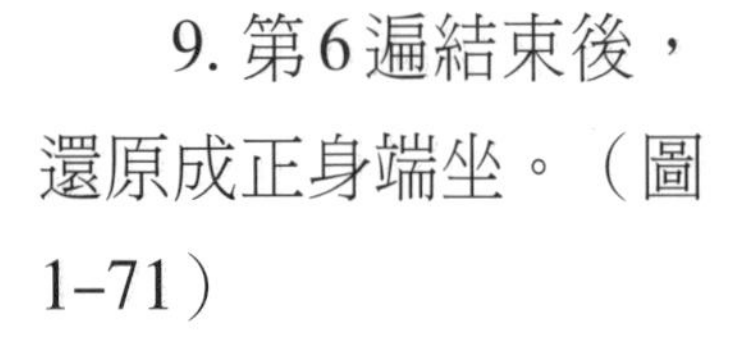

9. 第6遍結束後，還原成正身端坐。（圖1–71）

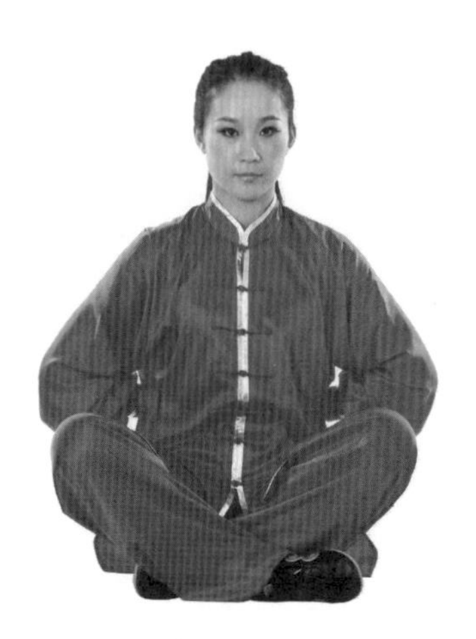

圖1–71

10. 接著，反方向繞動雙肩6遍。（圖1–72、圖1–73）

如此共向後繞肩6遍。

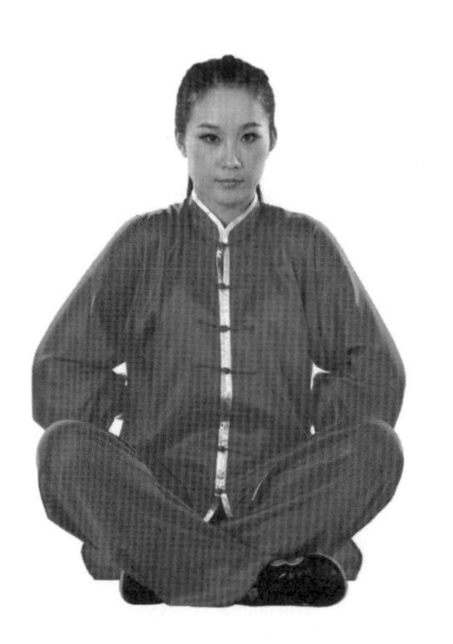

圖1–72

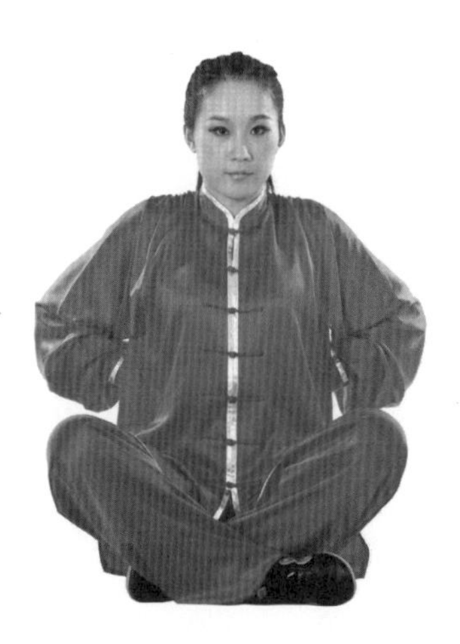

圖1–73

11. 第6遍結束後，還原成正身端坐。（圖1–74）

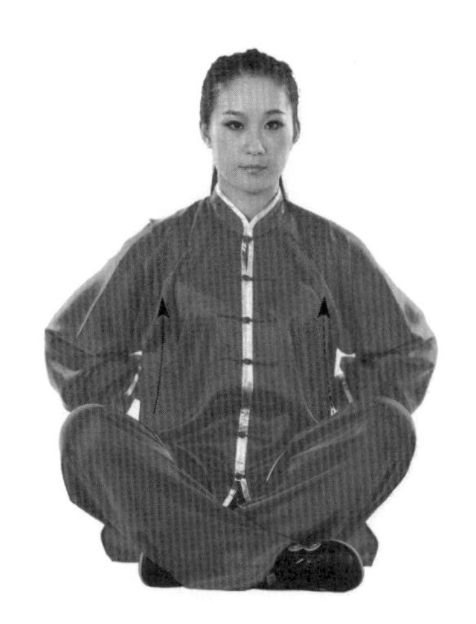
圖1–74

12. 兩拳變掌，掌尖向下，虎口貼肋上提置於肩上，沉肩墜肘。目視前方。（圖1–75、圖1–76）

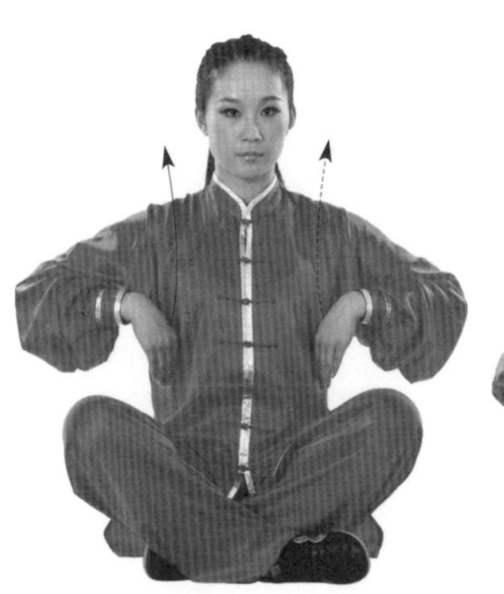
圖1–75

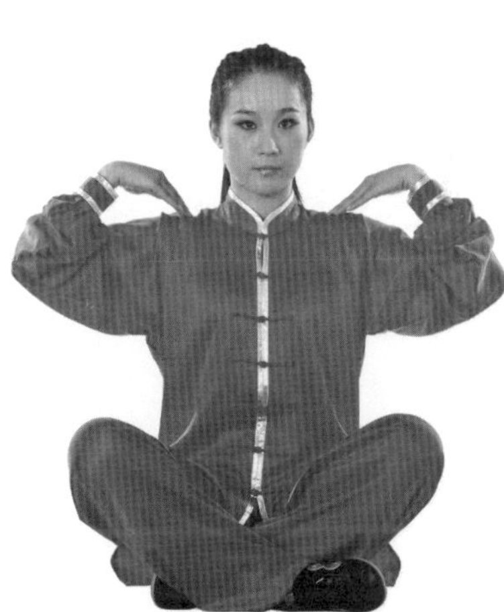
圖1–76

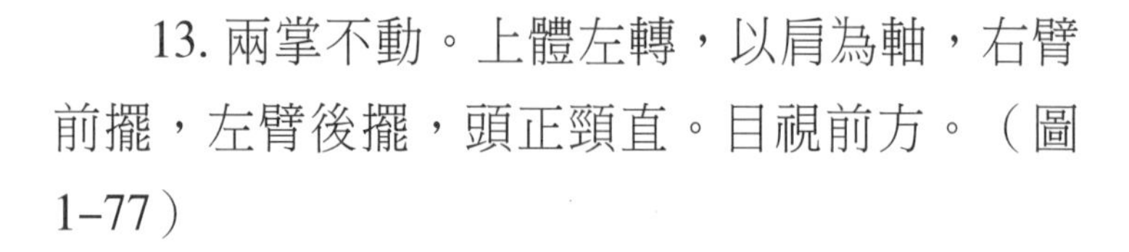

13. 兩掌不動。上體左轉，以肩為軸，右臂前擺，左臂後擺，頭正頸直。目視前方。（圖1–77）

14. 動作不停。上體向右轉正，兩臂繼續上擺。目視前方。（圖1–78）

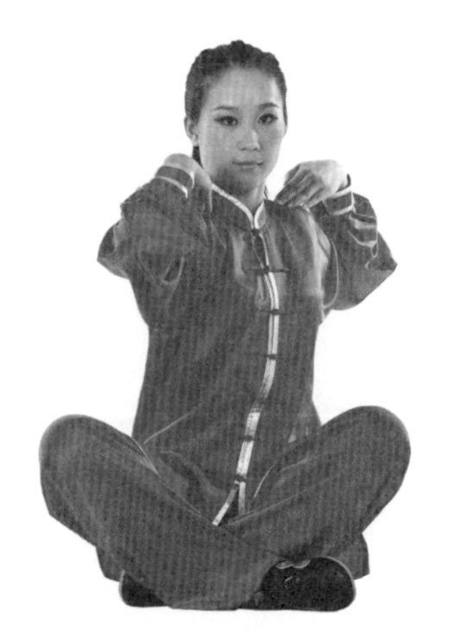

圖1–77

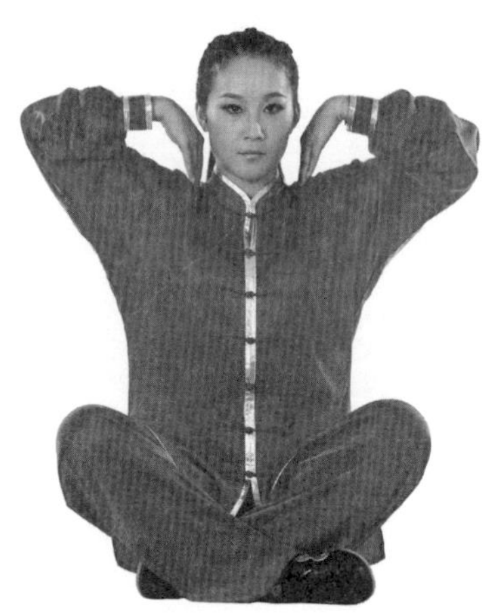

圖1–78

15. 動作不停。上體向右轉，左臂前擺，右臂後擺。目視前方。（圖1–79）

16. 動作不停。上體向左轉正，兩臂下落，肘尖向下。目視前方。（圖1–80）

連續練習前後交叉繞肩動作6遍。

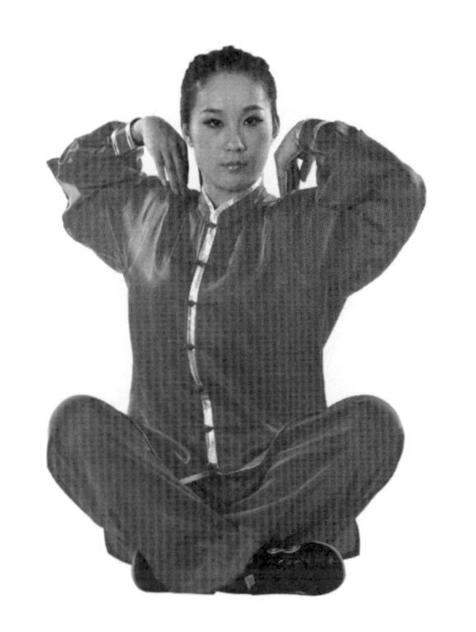

圖1–79

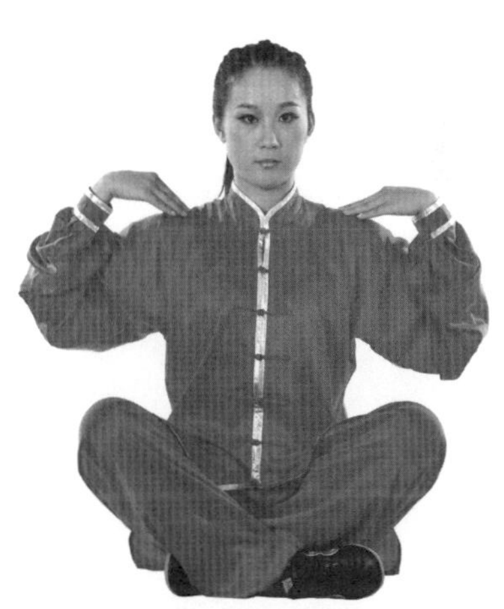

圖1–80

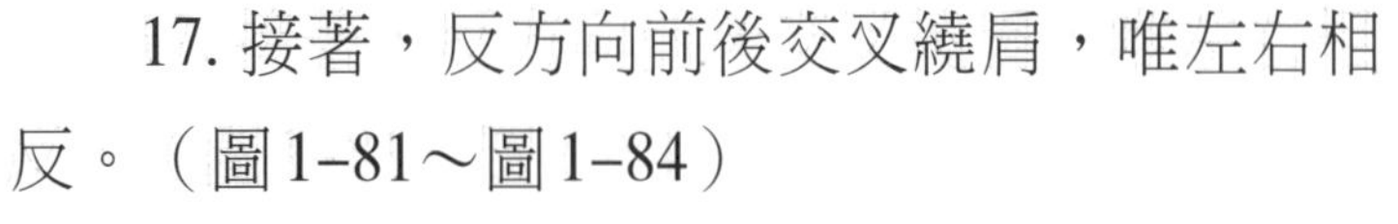

17. 接著，反方向前後交叉繞肩，唯左右相反。（圖1-81～圖1-84）

連續練習6遍。

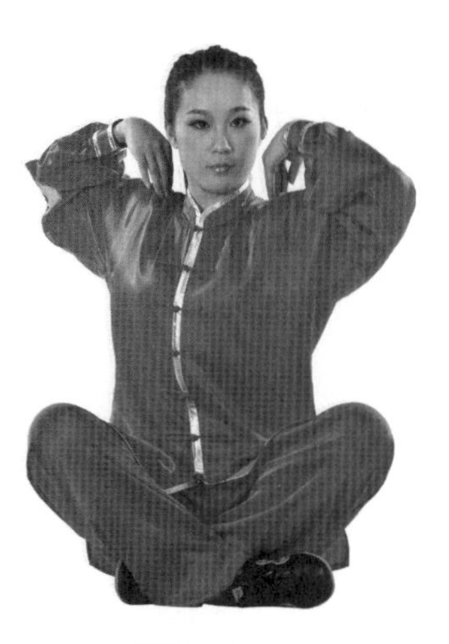

圖1-81

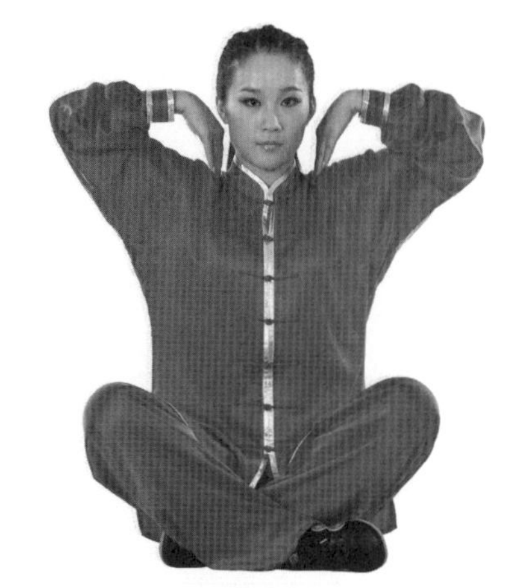

圖1-82

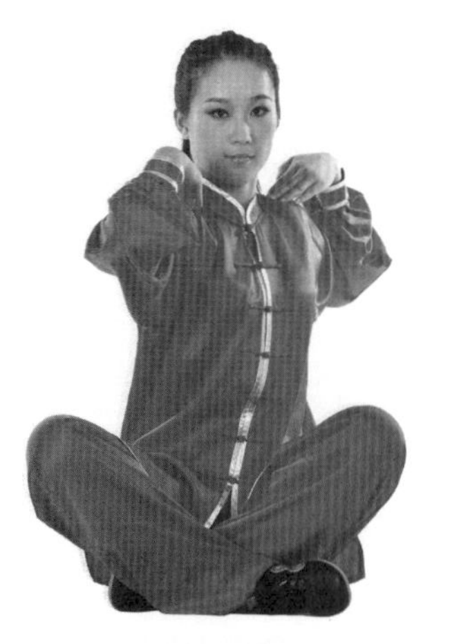

圖1-83

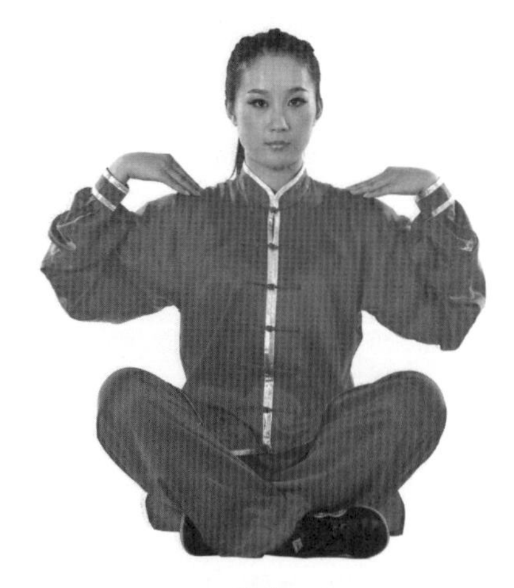

圖1-84

【要點】

1. 單搖：臂向前送時，轉腰、順肩、坐腕；臂回拉時，屈肘、提腕。

2. 雙搖：食指根節點揉腎腧穴，繞肩要圓活連貫。

3. 交叉搖：以腰帶臂繞立圓，兩肘前後擺動時要一致。

4. 以肘帶肩的圓轉要自然順暢，不可有僵滯的現象。掌按後腰的力度要恰當，隨肩肘搖動而有節奏地按摩腎腧穴部位。

5. 單關與雙關均要做完順逆的轉動。轉動時，精神專一，意不外馳，呼吸自然，不要刻意地停閉，只要保持鼻息順暢、均勻細長即可。

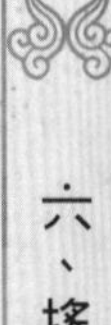

七 托天按頂勢

【練法】

1. 兩肘上提與肩平，兩腕自然搭在肩上。目視前方。（圖1–85）

2. 兩手虎口沿肩前緩緩下落，過腋脅、貼肋下插至髖關節處。目視前方。（圖1–86、圖1–87）

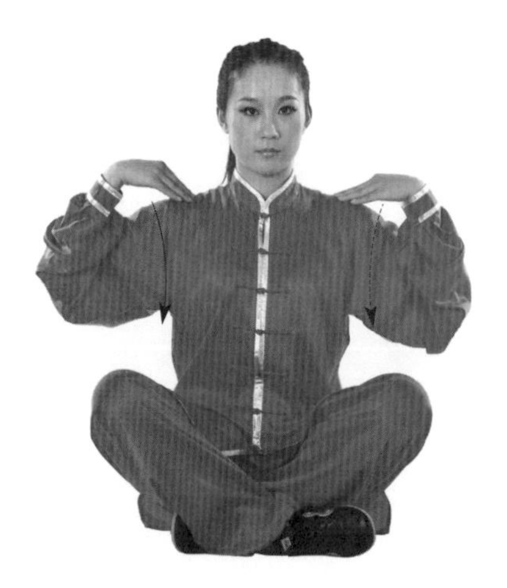

圖1–85

3. 隨之兩臂外旋，兩掌心貼大腿外側至膝關節兩側處向上托膝。（圖1–88、圖1–89）

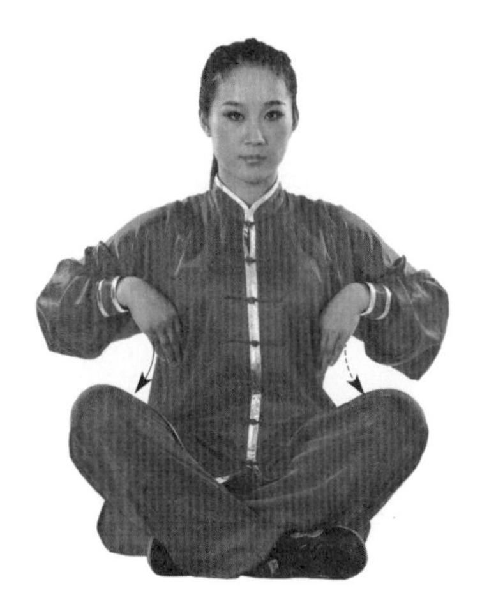
圖1–86

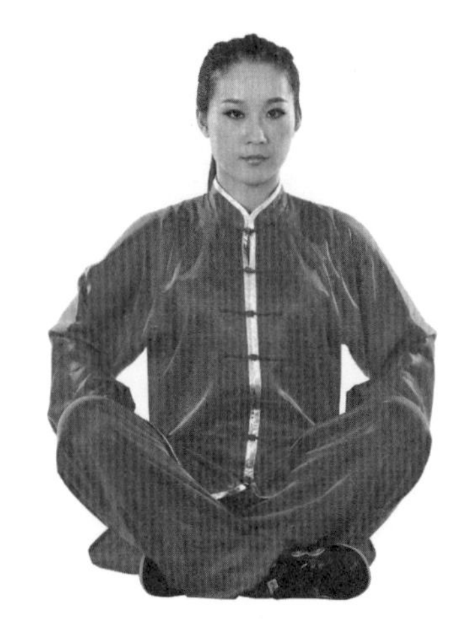
圖1–87

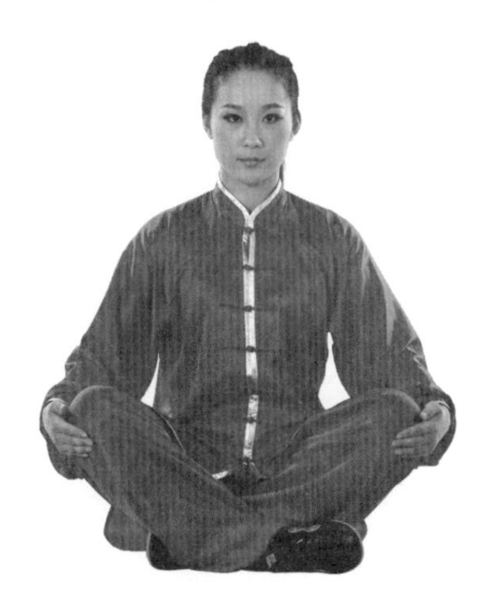
圖1–88

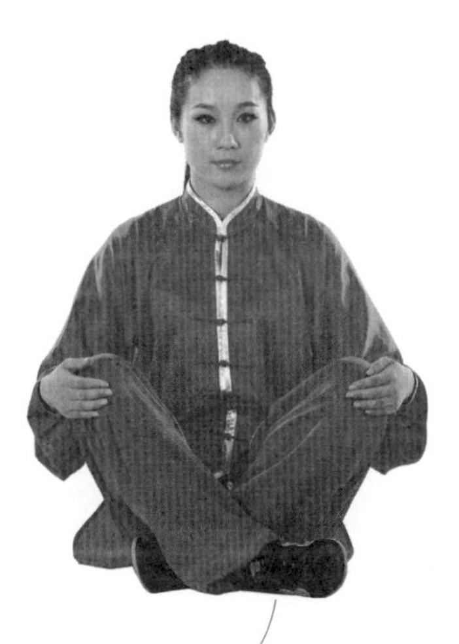
圖1–89

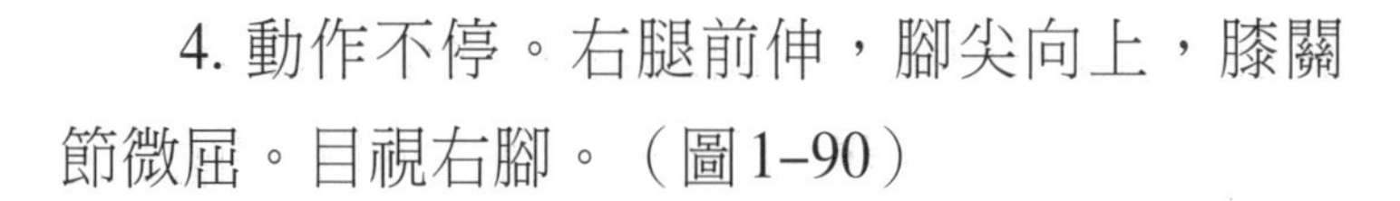

4. 動作不停。右腿前伸，腳尖向上，膝關節微屈。目視右腳。（圖1–90）

5. 左腳前伸，兩腿相併伸直，腳尖向上。同時，兩掌扶於膝關節上。目視腳尖。（圖1–91）

6. 兩臂外旋，兩掌收至腹前，掌心向上十指交叉。（圖1–92、圖1–93）

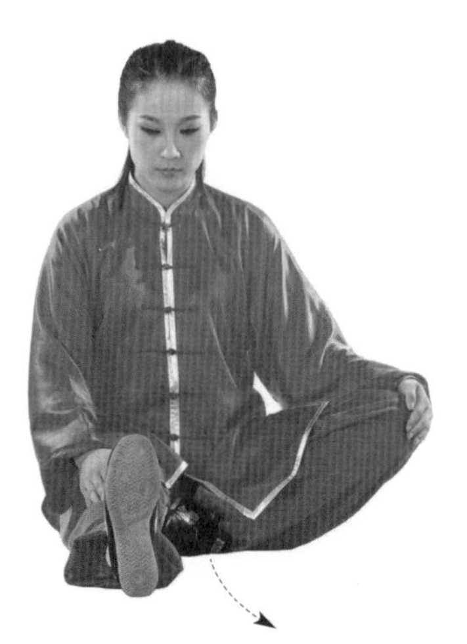

圖1–90

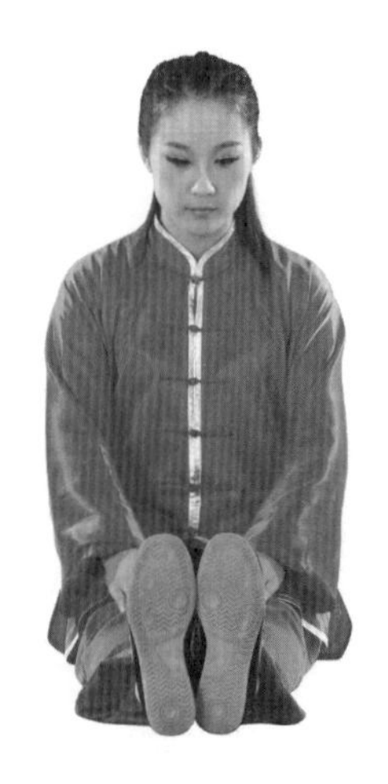

圖1–91

7. 兩掌上托至胸前時，隨之臂內旋。目視前方。（圖1–94、圖1–95）

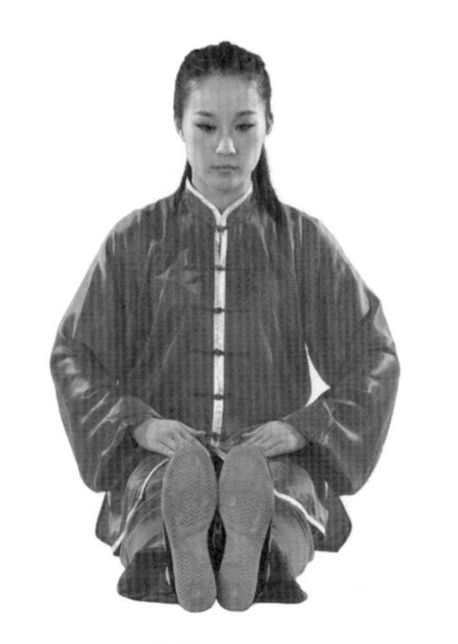

圖1–92

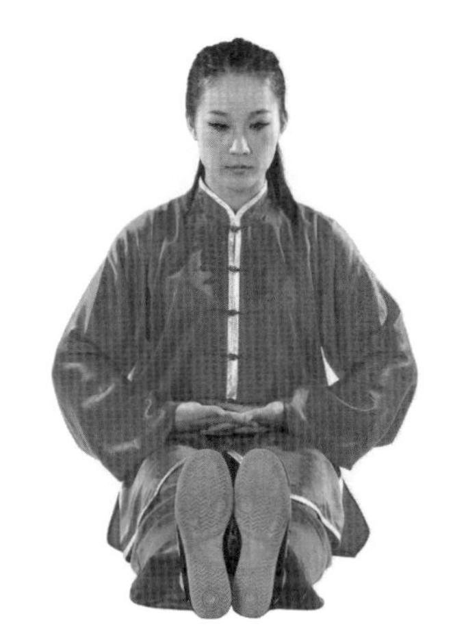

圖1–93

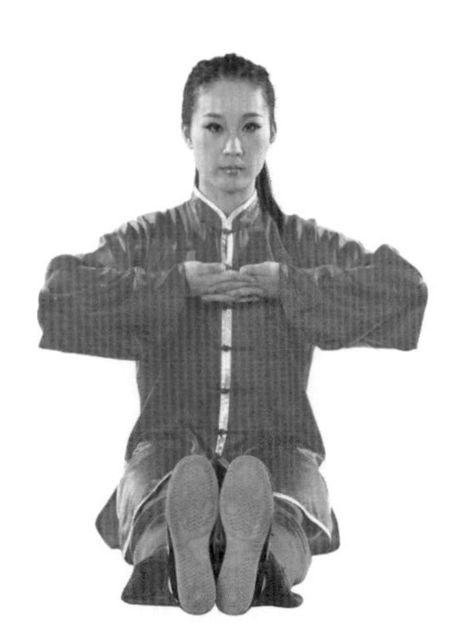

圖1–94

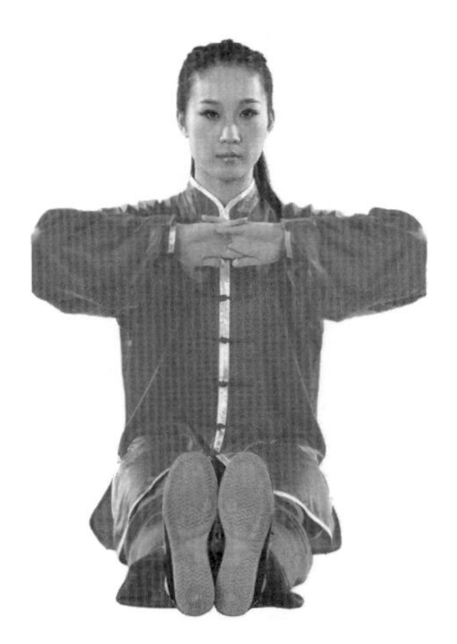

圖1–95

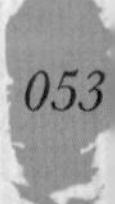

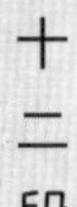

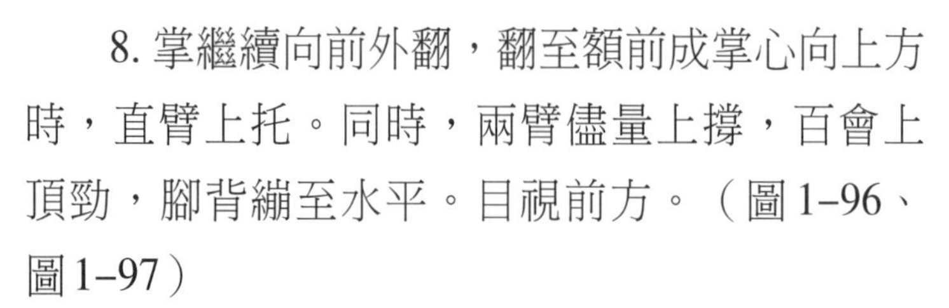

8. 掌繼續向前外翻，翻至額前成掌心向上方時，直臂上托。同時，兩臂儘量上撐，百會上頂勁，腳背繃至水平。目視前方。（圖1–96、圖1–97）

9. 沉肩屈肘，兩掌心翻轉向下落至頭頂，兩掌稍用力下壓。同時，兩腳尖向上勾緊。目視前方。（圖1–98）

10. 兩臂內旋，兩掌心翻轉向上，直臂上托。同時，膝關節挺直，腳面繃平。目視前方。（圖1–99）

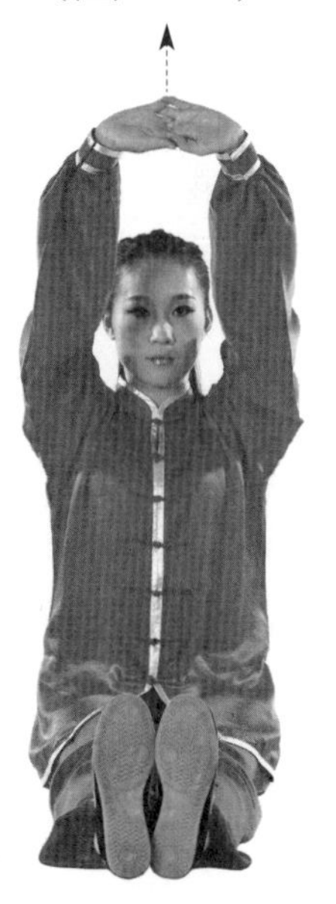

圖1–96

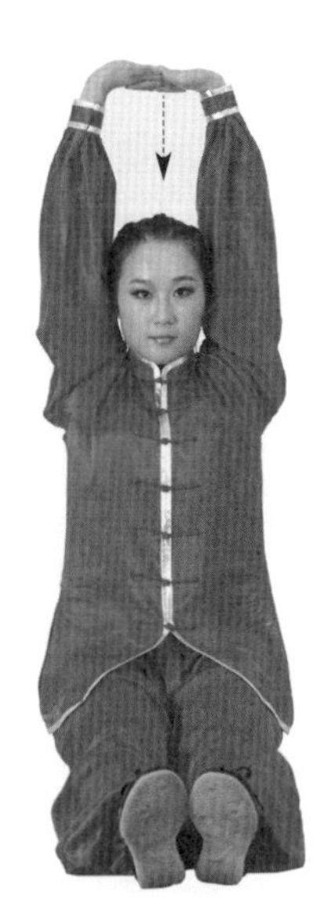

圖1–97

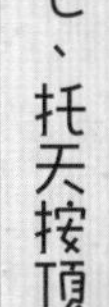

兩掌上托下按為1遍，共做9遍。

11. 第9遍最後，兩掌心翻轉向下落至頭頂，兩掌稍用力下壓。同時，兩腳尖向上勾緊。（圖1–100）

【要點】

1. 首先做到姿勢端正，為貫通經絡做準備，百會穴與會陰穴在一垂直線上，全

圖1–98

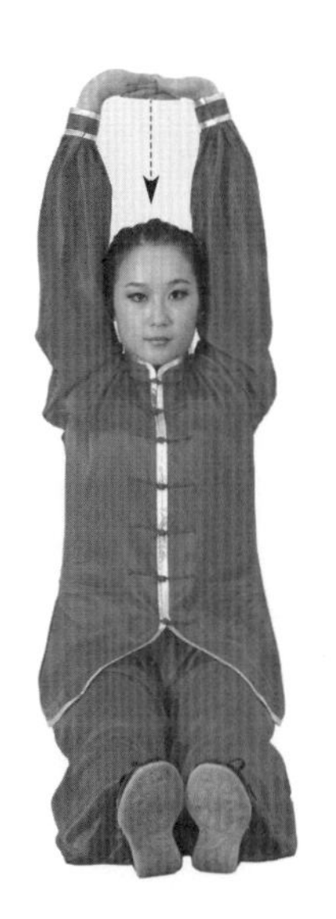

圖1–99

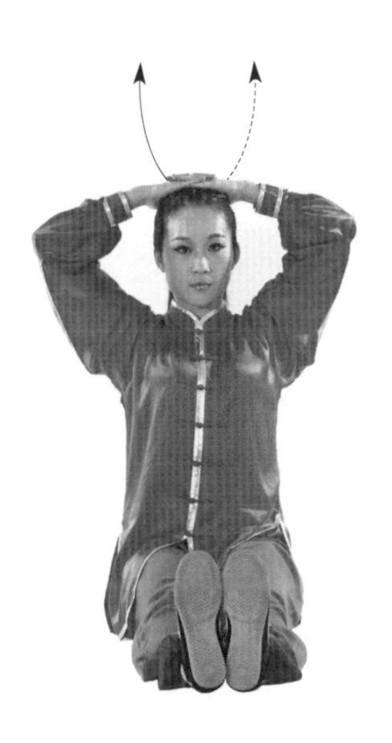

圖1–100

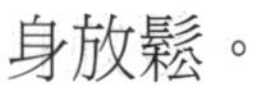

身放鬆。

2. 托舉時最關鍵的一點是掌根一定要向頂門上撐，這樣才能打開手臂上的陰經，也才能抻拉整個後背腧穴。軀幹與臂要保持垂直，伸展腰臂，抻拉兩脅，挺膝，腳面繃平。

3. 手臂上舉時，注意要用兩臂貼住耳朵，因為三焦也是走耳部的。年紀大的人手臂上舉時可慢一些，根據自己身體的情況調整上舉的高度。

4. 兩掌上舉到最高點的時候，要稍微定住，屏息一會兒。屏息就可讓我們的氣機在五臟六腑之中鼓蕩一圈，即「內按摩」，用氣機按摩我們的五臟六腑。兩臂上舉並屏息，除了按摩內臟，也鍛鍊了人體的膈肌。經常鍛鍊膈肌，可延緩衰老。人體衰老的一個明顯的表現，就是越來越容易氣喘，比如，稍微走一下樓梯就累得氣喘吁吁的，這其實是膈肌無力的表現，不能「氣沉丹田」。要想讓氣沉到丹田，膈肌的力量必須大，全身的氣機必須足。

5. 兩掌下按時，立腰，頭向上頂，挺膝，勾緊腳尖。

八 俯身攀足勢

【練法】

1. 兩掌分開，直臂上舉，掌心相對，掌尖向上。踝關節放鬆，腳尖向上。目視前方。（圖1-101）

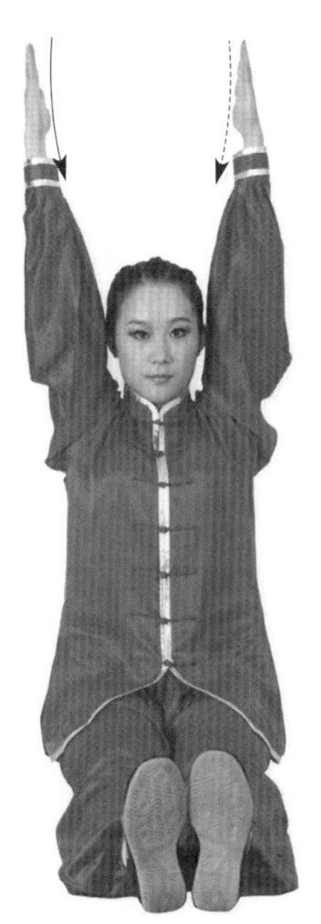

圖1-101

2. 動作不停。上體前俯不超過45°。同時，兩掌前伸抓握腳掌，拇指壓於腳面，其餘四指按住腳前掌。目視腳尖。（圖1–102、圖1–103）

3. 兩腿與腰脊保持抻拉姿勢不變，下頦內收，抻拉脖頸。動作稍停，目視膝關節。（圖1–104）

4. 兩掌回撥，腳尖勾緊。同時，挺膝、塌腰、抬頭。動作稍停，目視上方。（圖1–105）

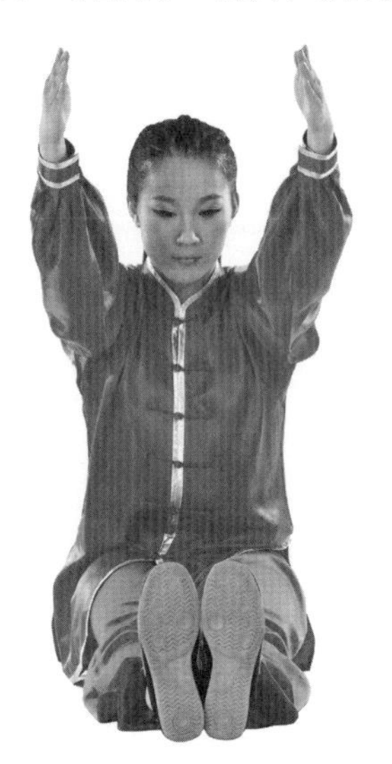
圖1–102

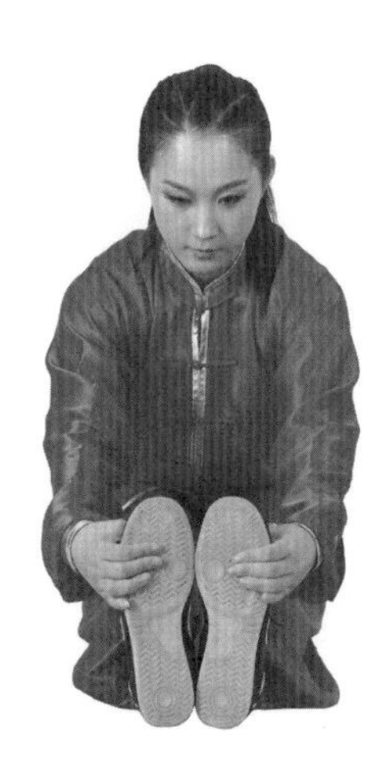
圖1–103

5. 兩腿與腰脊保持抻拉姿勢不變，下頦內收，抻拉脖頸。動作稍停，目視膝關節。（圖1–106）

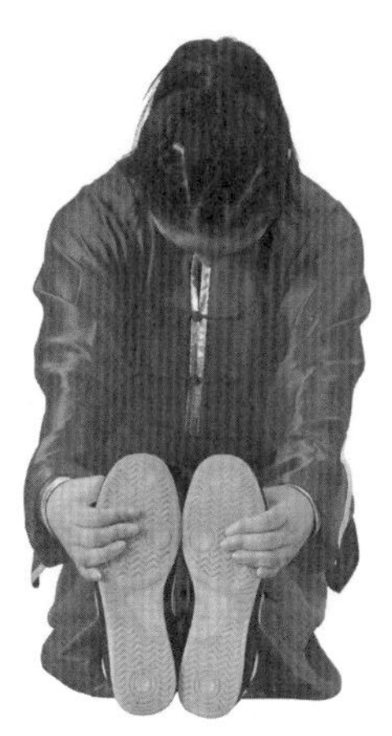

圖1–104

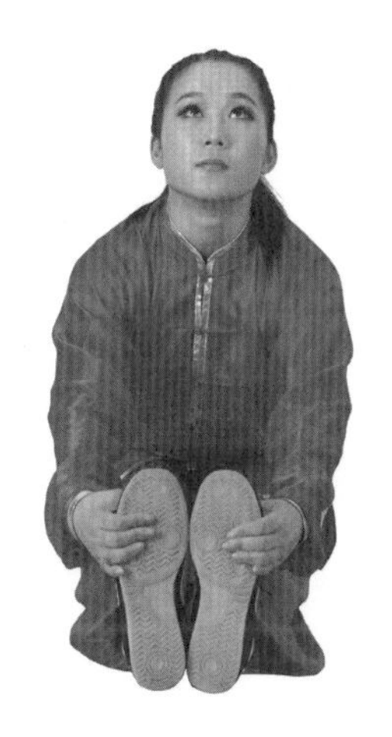

圖1–105

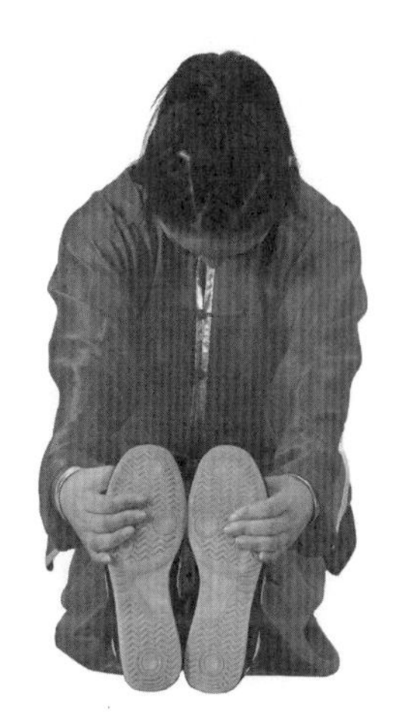

圖1–106

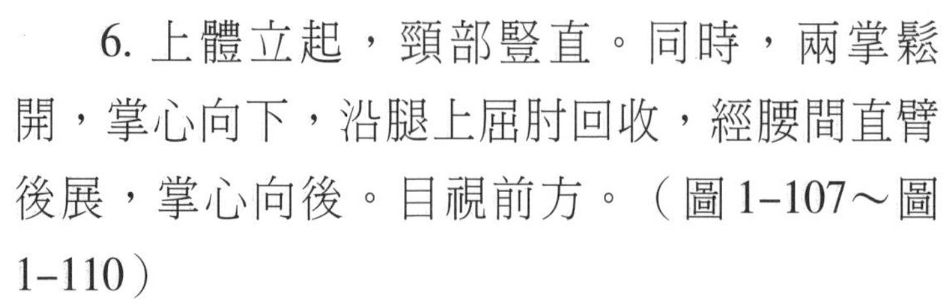

6. 上體立起，頸部豎直。同時，兩掌鬆開，掌心向下，沿腿上屈肘回收，經腰間直臂後展，掌心向後。目視前方。（圖 1–107～圖 1–110）

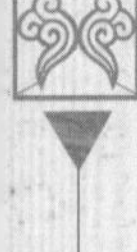

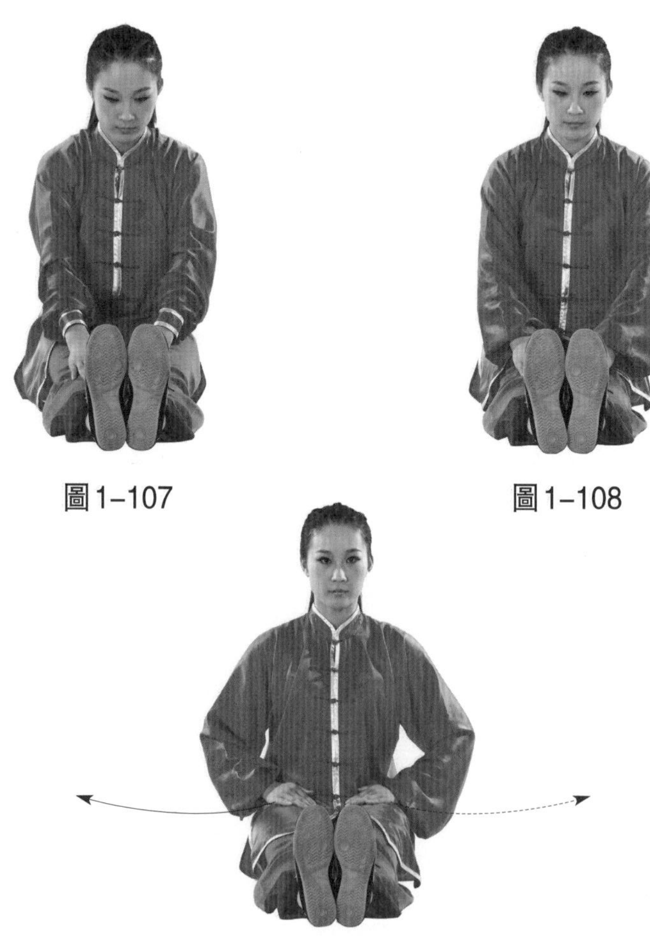

圖 1–107

圖 1–108

圖 1–109

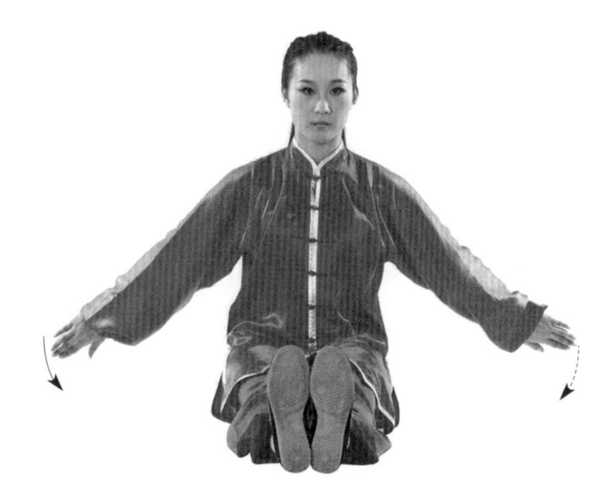

圖1–110

7. 兩臂繼續後展，轉臂成掌心斜向下，掌尖斜向外。（圖1–111）

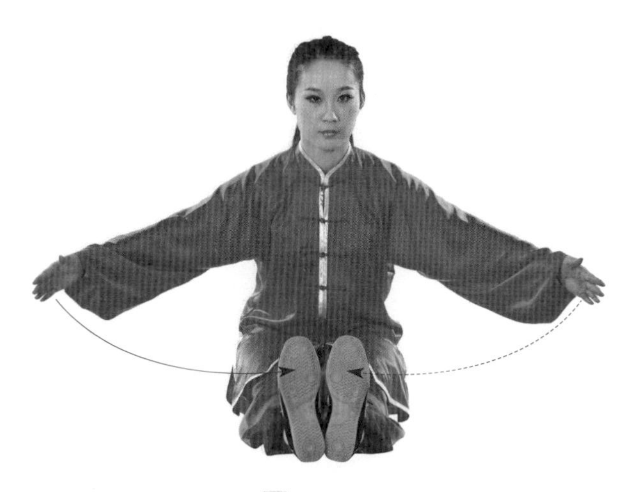

圖1–111

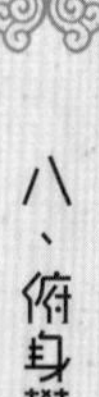

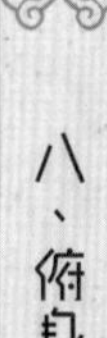

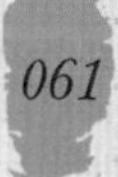

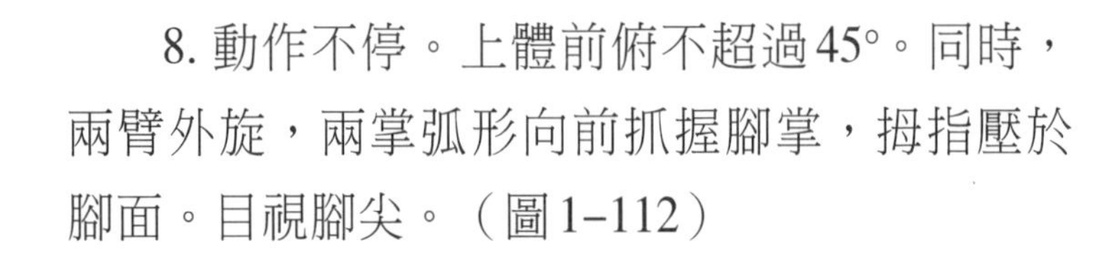

8. 動作不停。上體前俯不超過45°。同時，兩臂外旋，兩掌弧形向前抓握腳掌，拇指壓於腳面。目視腳尖。（圖1–112）

9. 接著搬腳、下頦內收。繼抬頭、抻拉脖頸。（圖1–113、圖1–114）

重複4遍，共計6遍。

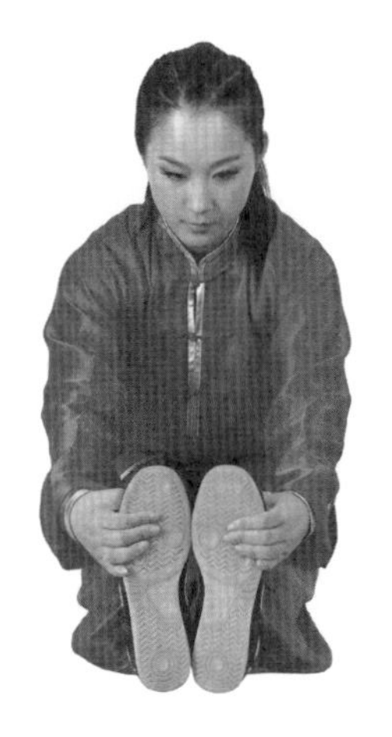

圖1–112

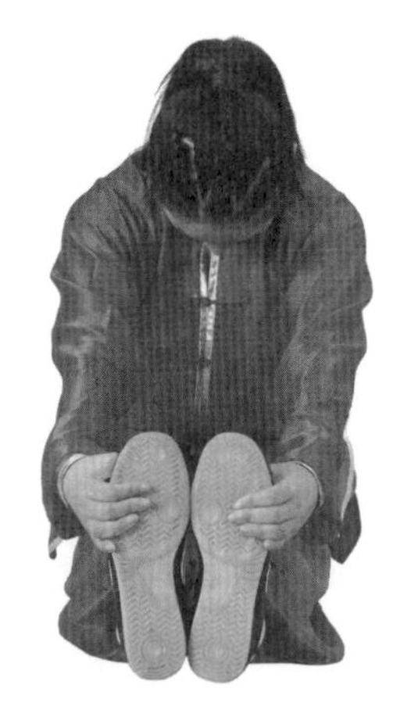

圖1–113

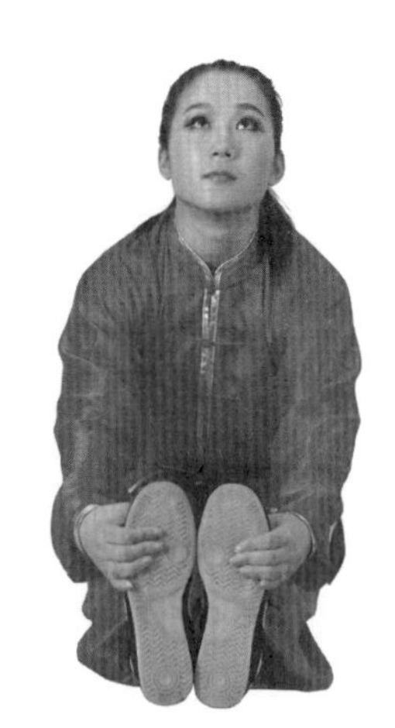

圖1–114

10. 第6遍結束後，上體立起，頸部豎直。同時，兩手鬆開扶於膝關節處。目視前下方。（圖1–115）

11. 左臂外旋，掌心翻轉向上、向右平行畫弧。同時，右掌掌心向下，從左臂上方向左平行畫弧。兩掌如抱球狀合於腹前，目視右掌。（圖1–116）

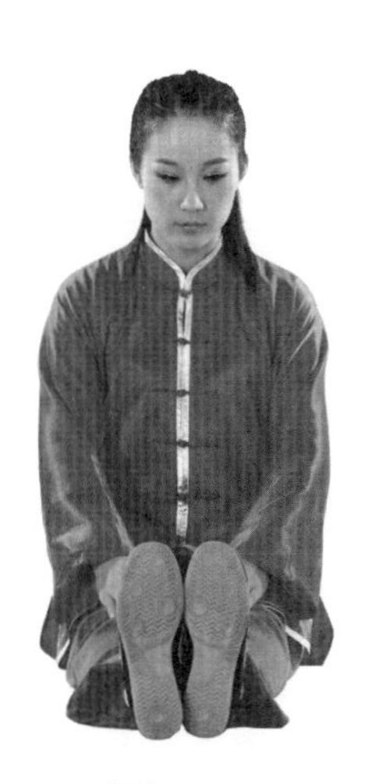

圖1–115

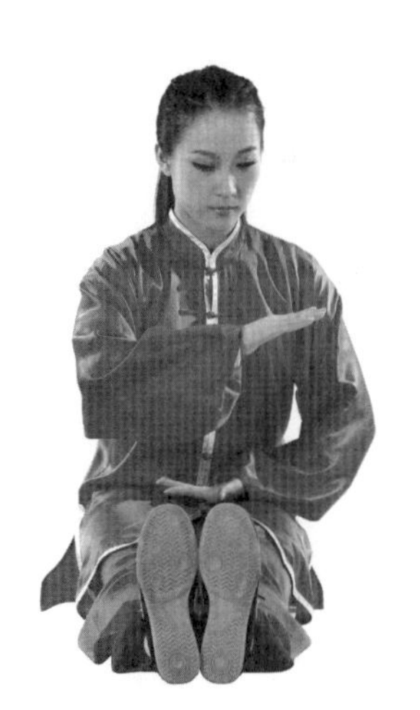

圖1–116

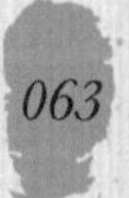

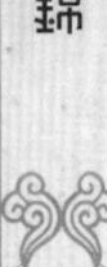

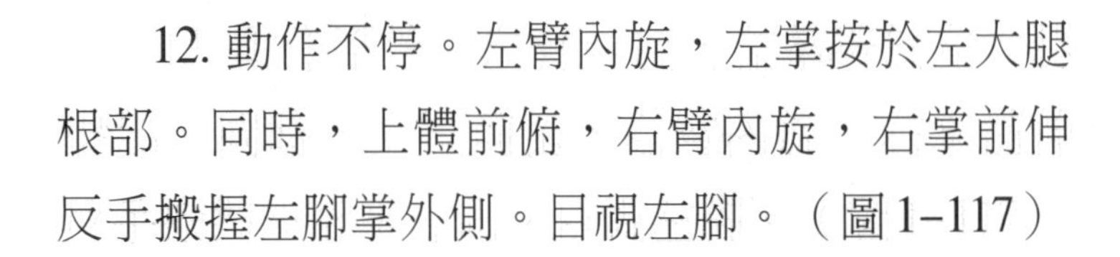

12. 動作不停。左臂內旋，左掌按於左大腿根部。同時，上體前俯，右臂內旋，右掌前伸反手搬握左腳掌外側。目視左腳。（圖1–117）

13. 上體立起，右腿膝關節微屈。同時，左腿屈膝，右掌搬左腳置於右大腿下方。目視下方。（圖1–118）

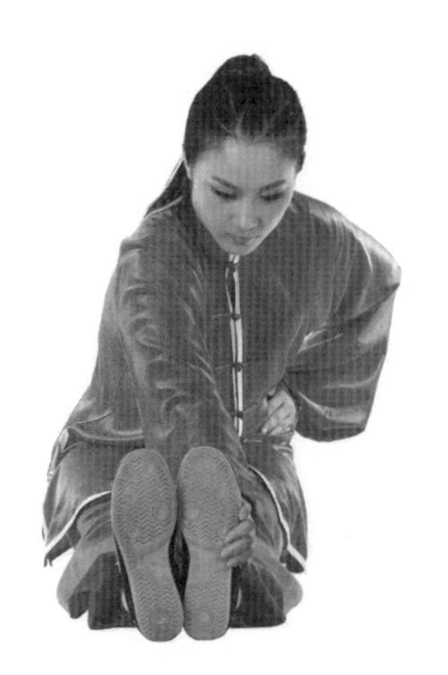

圖1–117

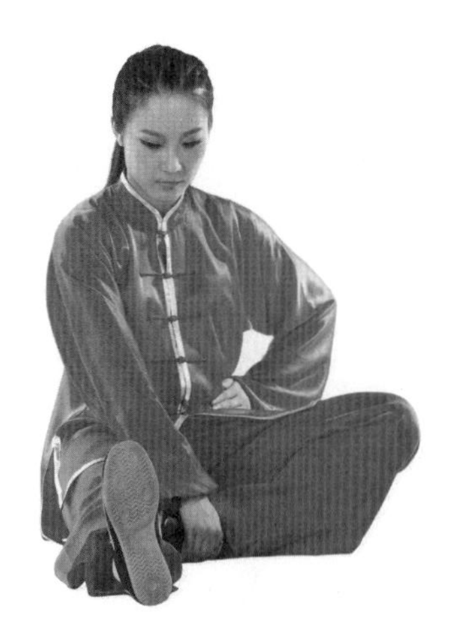

圖1–118

14. 右臂外旋，右掌心向上向左畫弧。同時，左掌從右臂上方向右平行畫弧。兩掌如抱球狀合於腹前。目視左掌。（圖1–119）

15. 右臂內旋，右掌按於右大腿根部。同時，上體前俯，左臂內旋，左掌前伸反手搬握右腳掌外側。目視右腳。（圖1–120）

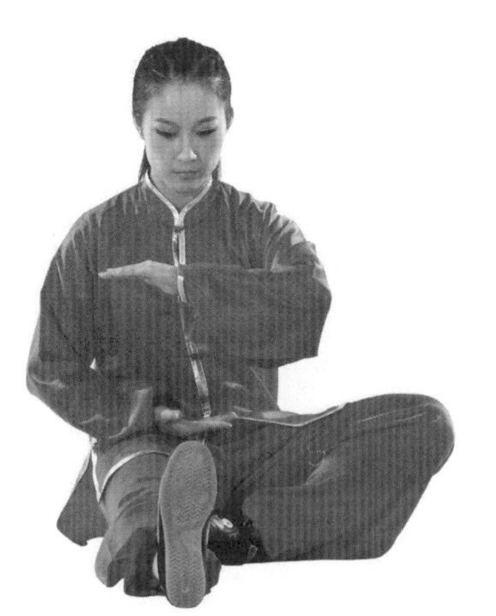

圖1–119

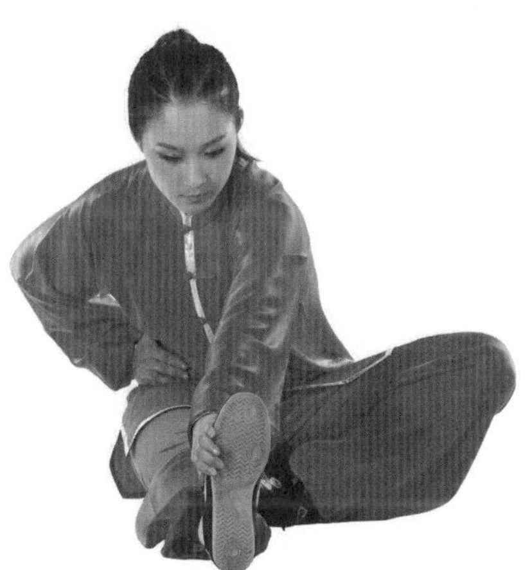

圖1–120

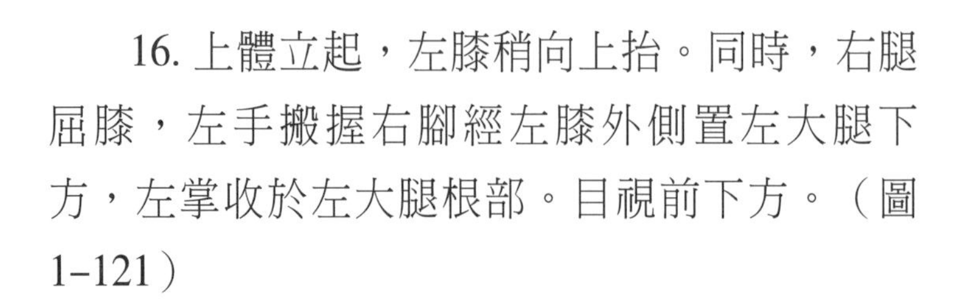

16. 上體立起，左膝稍向上抬。同時，右腿屈膝，左手搬握右腳經左膝外側置左大腿下方，左掌收於左大腿根部。目視前下方。（圖1–121）

17. 兩掌收抱腰間，掌心向裡。正頭頸，目視前方。（圖1–122）

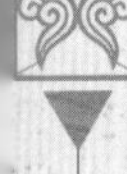

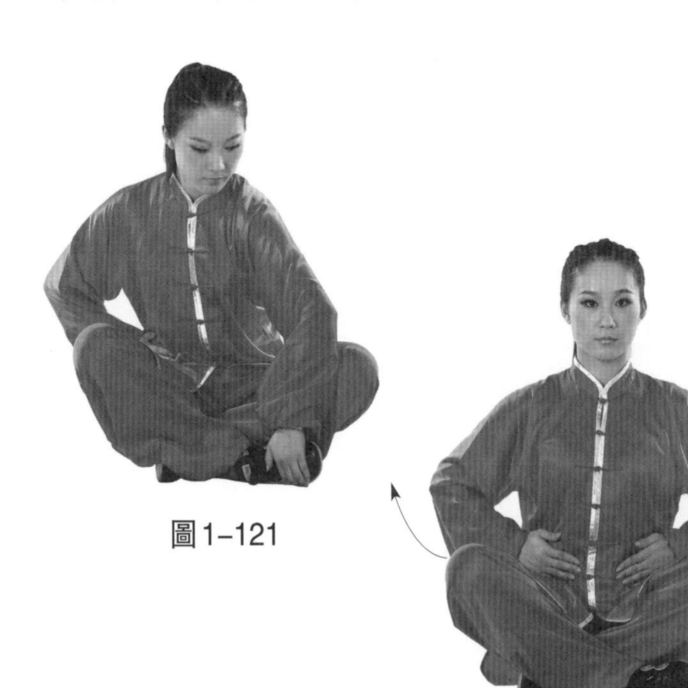

圖1–121

圖1–122

【要點】

1. 前俯時，從頸椎、胸椎、腰椎、骶椎、尾椎一節一節從上往下彎曲，好像捲地毯一樣從上往下漸次捲起，細心體會脊柱每節椎骨鬆開彎曲的感覺。立起上身時，從下往上將尾椎、骶椎、腰椎、胸椎、頸椎一節一節由彎曲而豎直，細心體會每節椎骨由彎曲而變豎直的感覺。直立後，體會整個脊柱貫通一氣的感覺。

2. 要保證在兩膝伸直情況下，俯身前屈，這樣才能充分刺激脊柱、督脈以及命門、陽關、委中等穴位。在身體充分前屈中，兩掌盡力向前伸攀，如果由於腿部柔韌原因，不能攀住腳尖時，可將掌儘量前伸，切不可彎曲膝關節。鍛鍊得法，會感到腰部溫暖發熱，整個脊柱輕鬆通暢而陽氣充沛。

3. 抬頭時，下頦主動向上用勁。下頦內收時，頸部向上伸展。

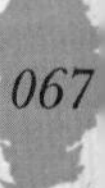

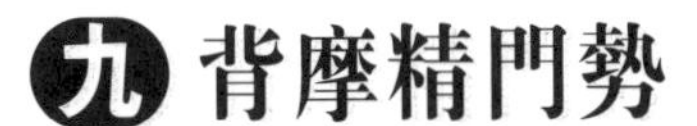

九 背摩精門勢

【練法】

1. 兩掌貼腹部兩側向後摩運；至後腰，轉掌成掌尖向後，掌背貼在腎腧穴部位。同時，上體前俯。目視下方。（圖 1–123）

2. 隨著上體前俯，兩掌後伸，直至臂直；動作不停，兩掌向體側平擺。目視前下方。（圖 1–124）

3. 上體緩緩立起。同時，兩臂外旋，兩掌

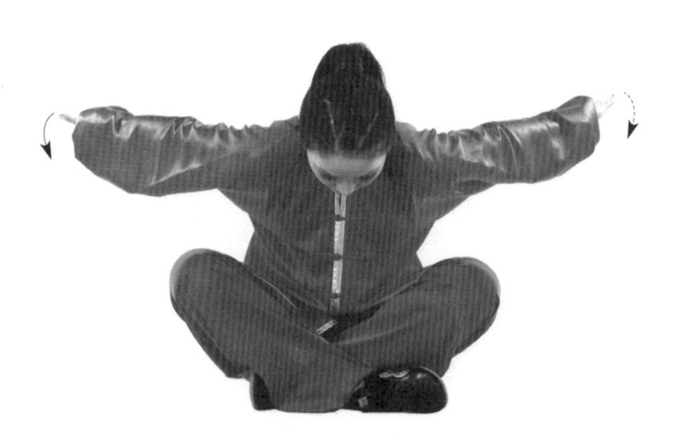

圖 1–123

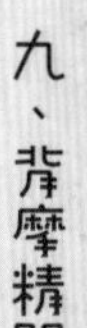

弧形前擺成前平舉，掌心向下。目視前方。（圖1–125）

4. 兩臂屈肘合掌於胸前，指尖向上。目視前方。（圖1–126）

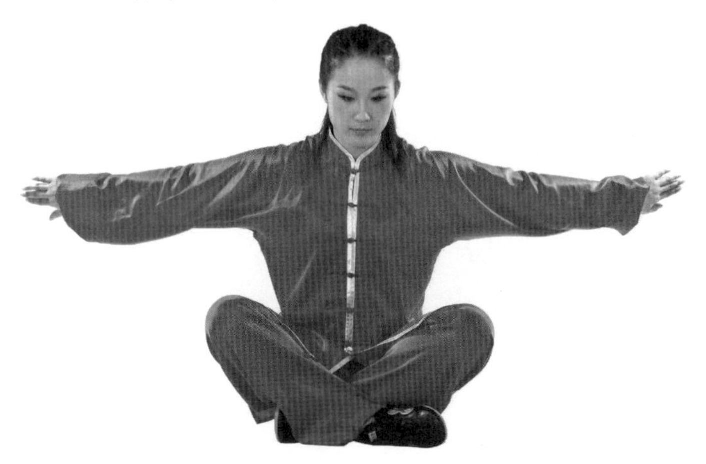

圖1–124

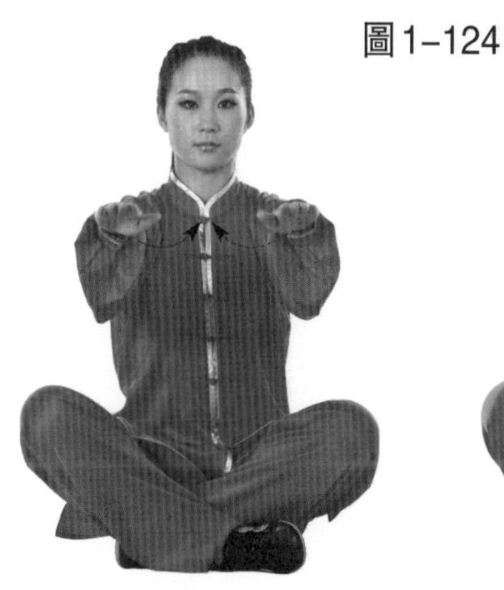

圖1–125

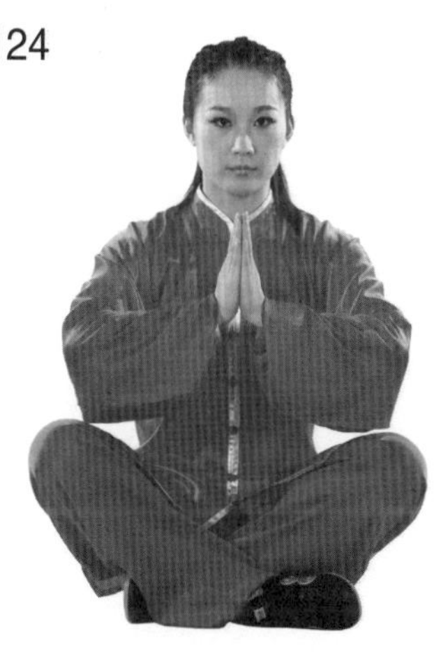

圖1–126

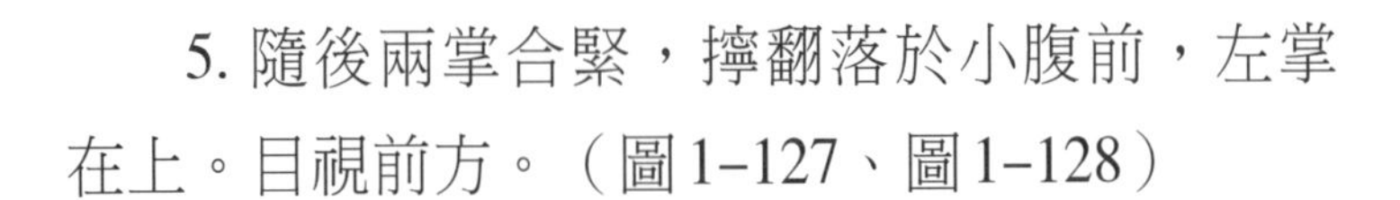

5. 隨後兩掌合緊，擰翻落於小腹前，左掌在上。目視前方。（圖1–127、圖1–128）

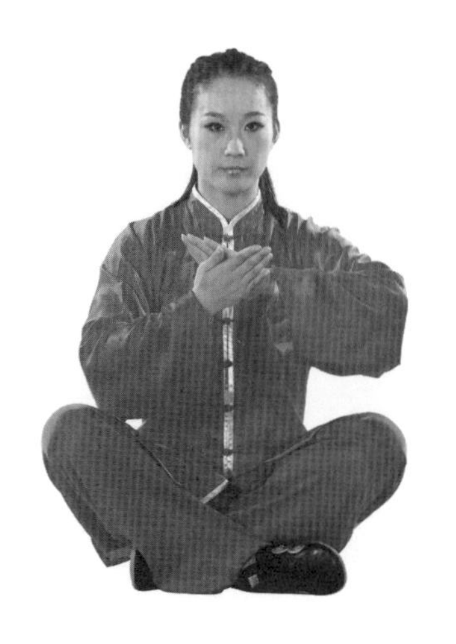

圖1–127

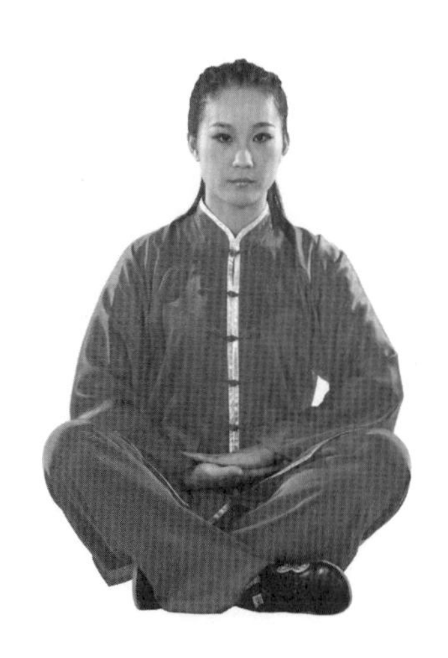

圖1–128

6. 兩掌繼續擰翻落於小腹前，右掌在上。目視前方。（圖1–129、圖1–130）

7. 左右掌上下擰轉翻落，再做7遍，合前共9遍。第9遍時左掌在上。

8. 接著，左臂外旋，右臂內旋，兩掌貼腹部兩側向後摩運；至後腰處，轉掌尖向下。（圖1–131）

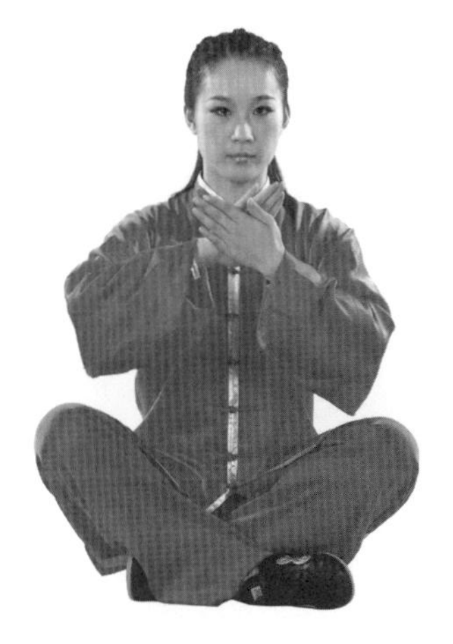

圖1–129

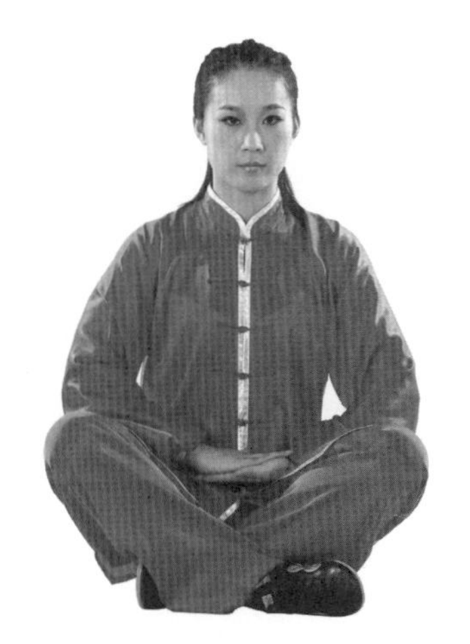

圖1–130

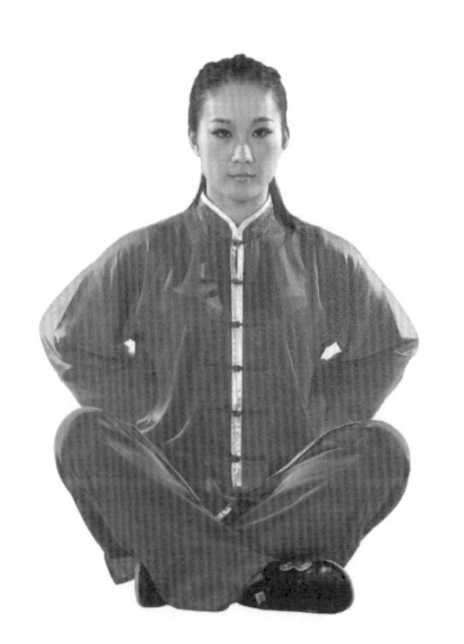

圖1–131

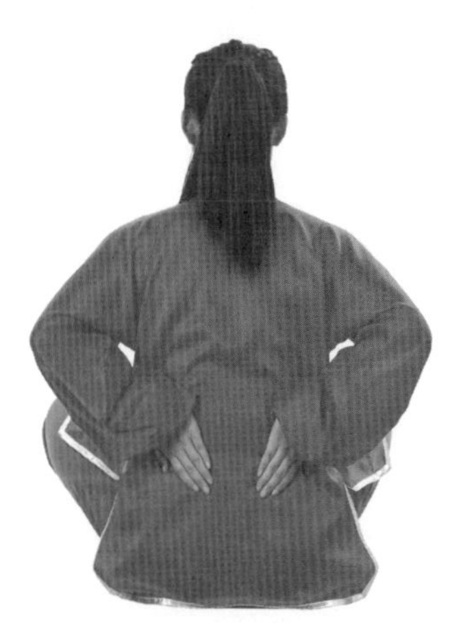

圖1–131附

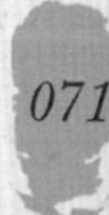

9. 兩掌貼住後腰，做上下連續摩擦動作。此動一下一上為一遍，共做24遍。（圖1-132）

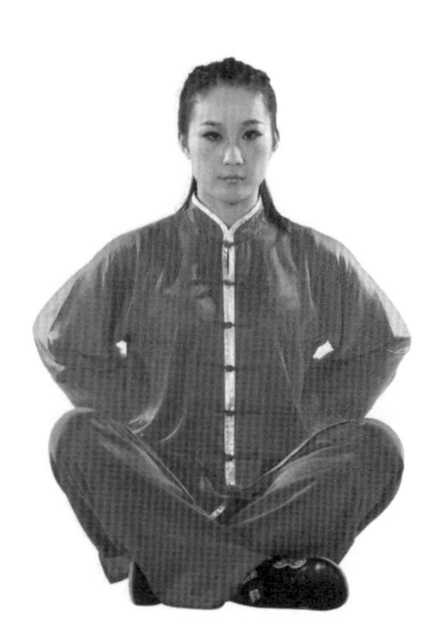

圖1-132

【要點】

1. 兩掌上下擰翻搓掌時，閉氣，兩掌壓緊，搓熱。一直要到摩擦後腰時才徐徐呼出。

2. 摩擦後腰時，兩手四指肚要隨掌的上下移動而按摩脊溝，力度要使腰部有一種酸脹舒適感。

3. 腰部按摩用力宜稍強，力度不夠，其作用不能深達組織，但亦不能用蠻力，力度應自然貫注於手，以意引力達到深部組織。

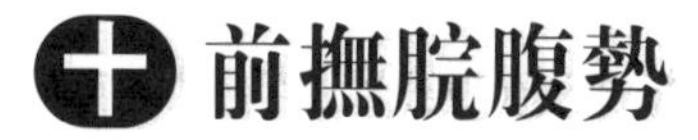

十 前撫脘腹勢

【練法】

1. 兩掌稍向上提，轉掌指向前，貼肋前摩運；至腋前、乳下，掌尖相對。目視前方。（圖1-133）

2. 接著，轉掌尖向下，順腹前向下摩運；至小腹。目視前方。（圖1-134～圖1-136）

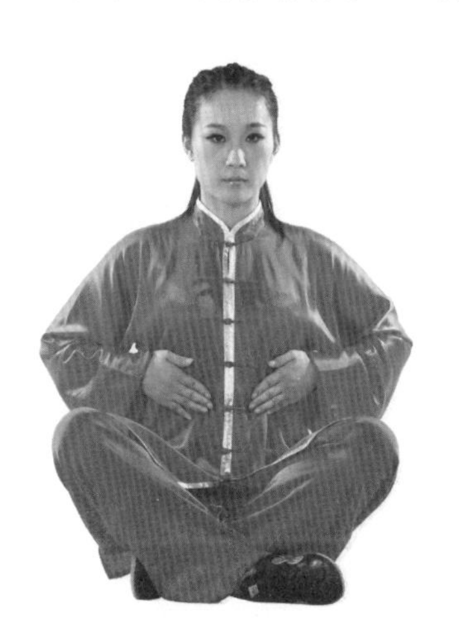

圖1-133

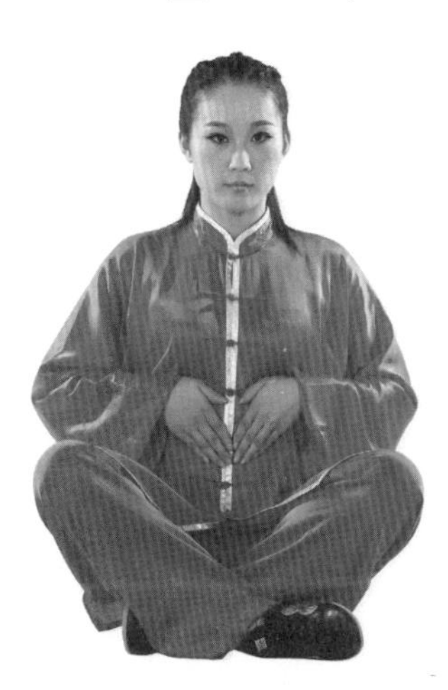

圖1-134

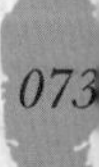

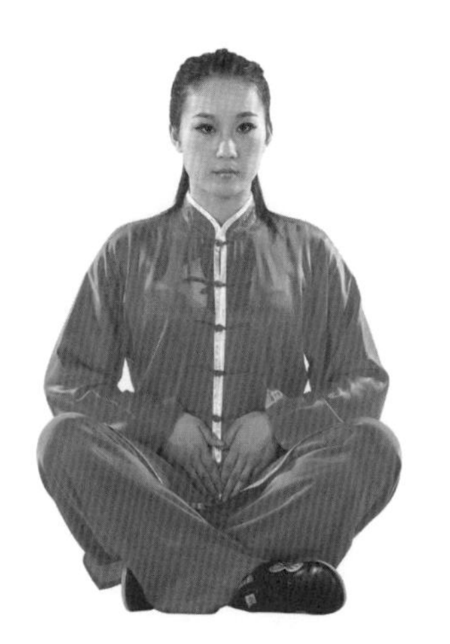

圖1-135

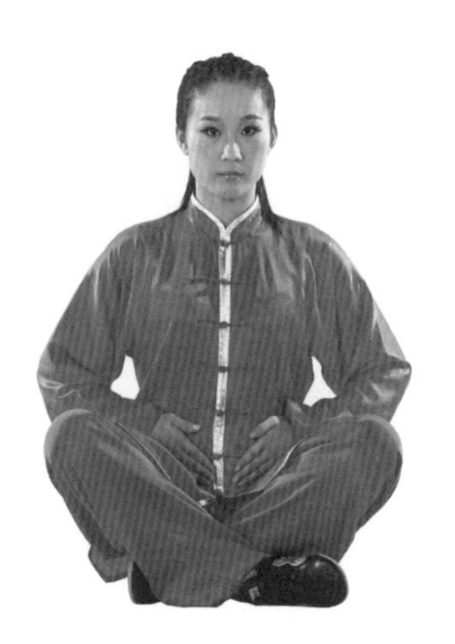

圖1-136

3. 兩掌繼續向兩側摩運，轉掌尖斜向下沿脅肋部向上摩運，掌尖斜相對於乳下。目視前方。（圖1-137）

本勢一下一上為一遍，共做6遍。

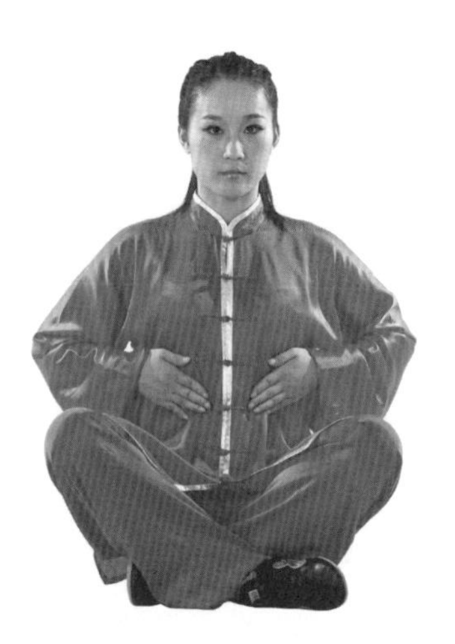

圖1-137

4. 第6遍最後一動時，兩掌沿腹前繼續向下摩運，轉掌尖向下。再由下向上做反方向摩運6遍。（圖1-138、圖1-139）

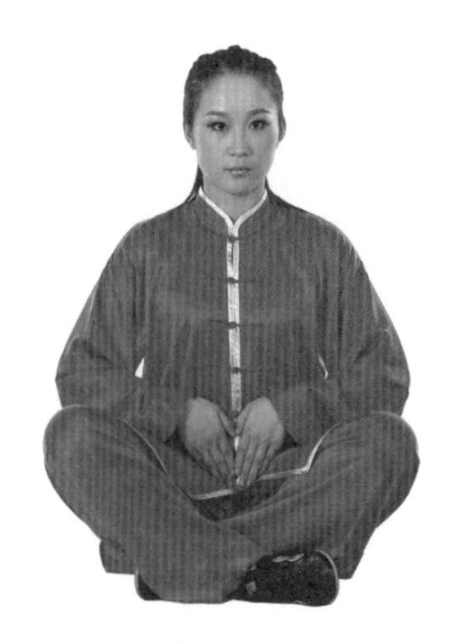

圖1–138

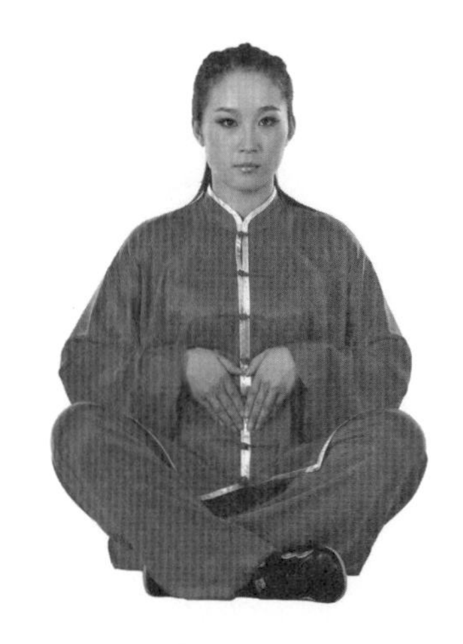

圖1–139

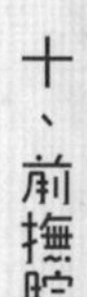

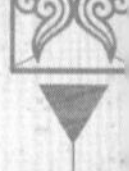

5. 第 6 遍最後一動時，兩掌置於脅肋部，掌尖相對。（圖1–140）

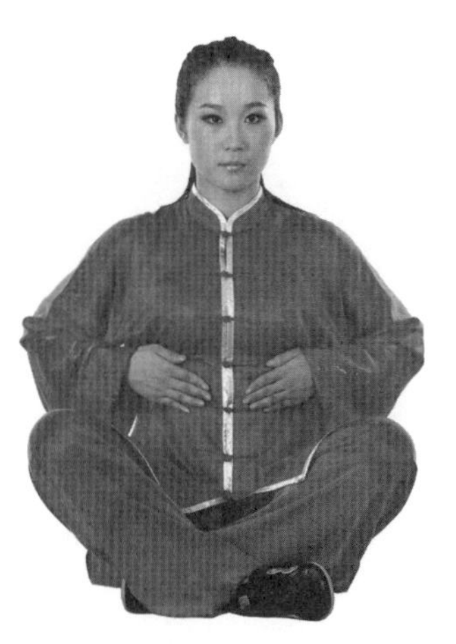

圖1–140

【要點】

1. 全身舒鬆，調息柔和自然。向上摩擦時，吸氣、收腹、提肛；向下摩擦時，呼氣、鬆腹、鬆肛。速度均勻，用力適度。

2. 心情舒暢，怡然自得，精神愉快，神態從容。

十一 溫煦臍輪勢

【練法】

1. 兩掌摩運至肚臍前，疊掌於肚臍上，勞宮穴正對肚臍。雙目垂簾，意守肚臍2～5分鐘。（圖1-141、圖1-142）

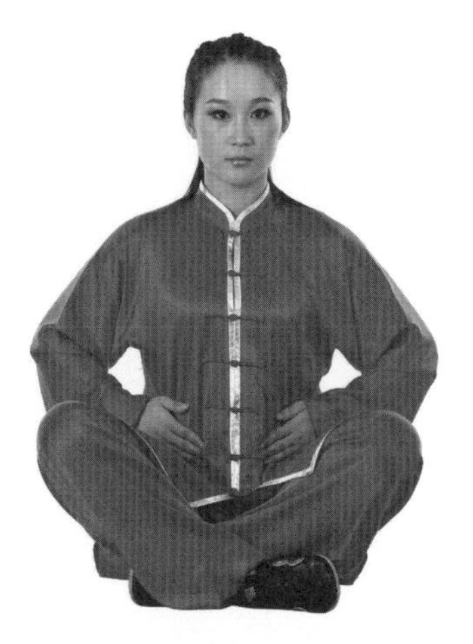
圖1-141

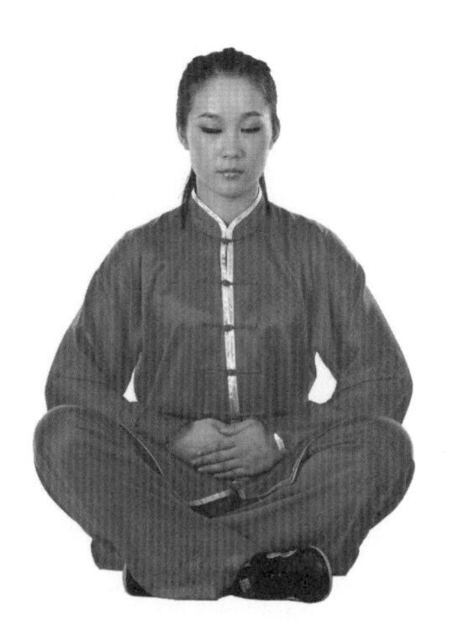
圖1-142

2. 然後，睜開雙眼。兩掌貼住肚臍做順時針摩運3周。（圖1–143～圖1–148）

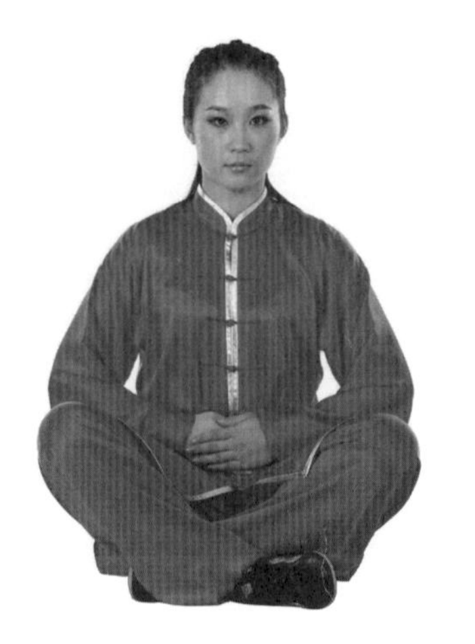

圖1–143

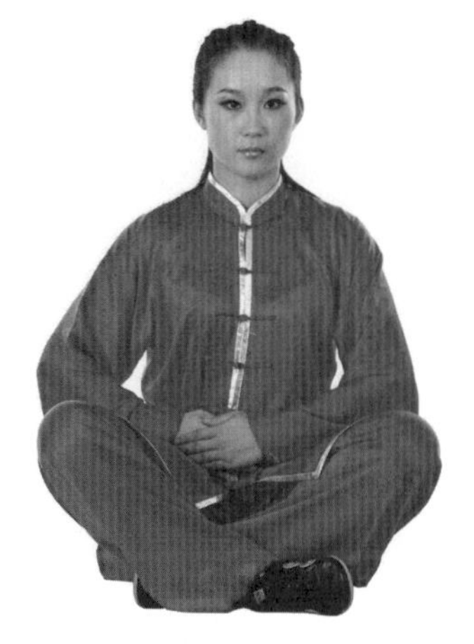

圖1–144

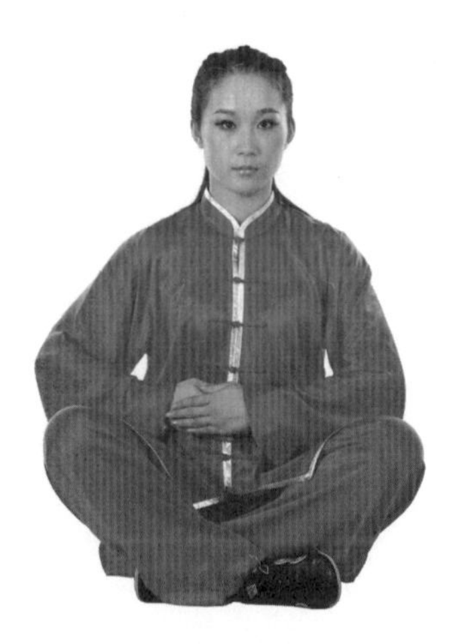

圖1–145

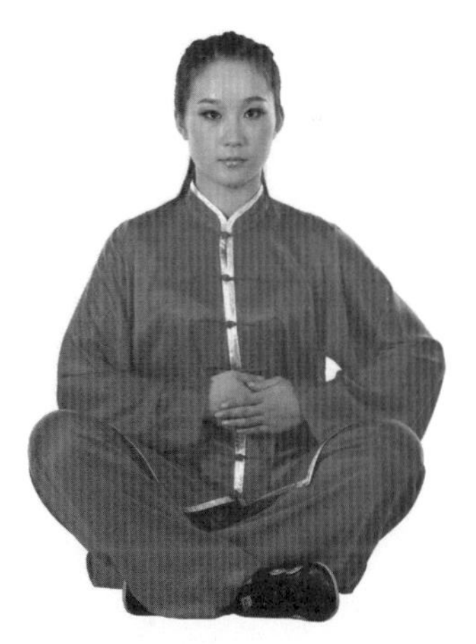

圖1–146

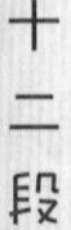

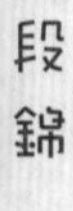

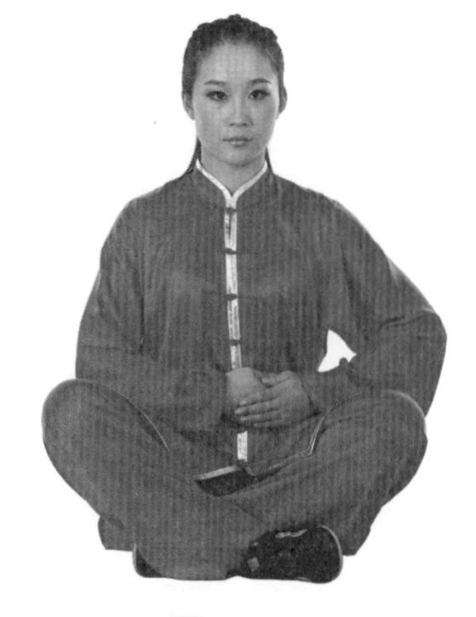

圖1–147

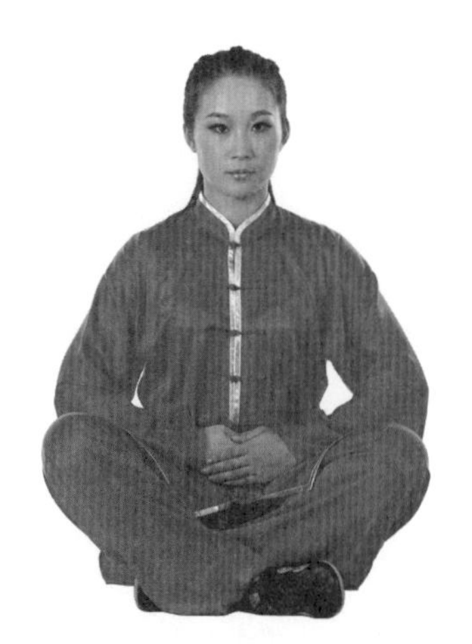

圖1–148

3. 接著，再做逆時針摩運3周。目視前方。（圖1–149～圖1–153）

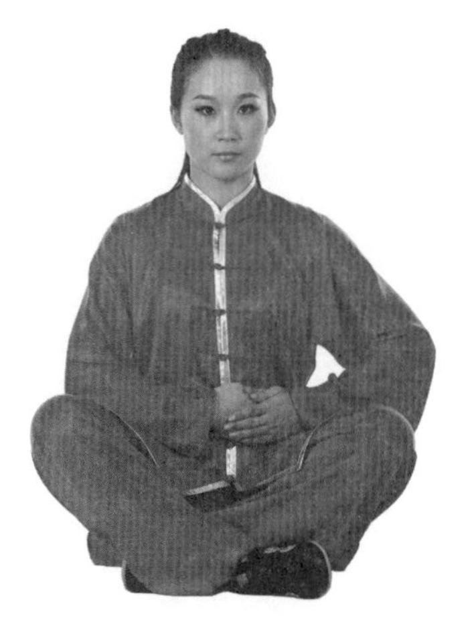

圖1–149

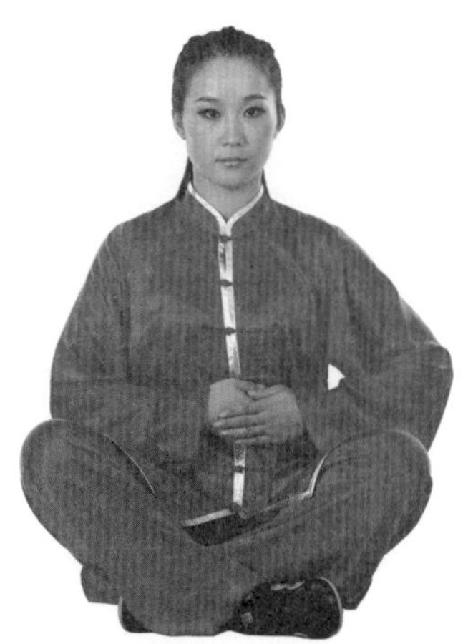

圖1–150

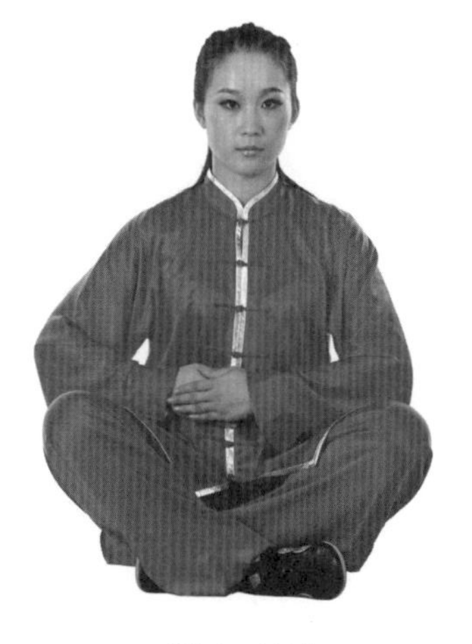

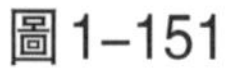
圖1-151

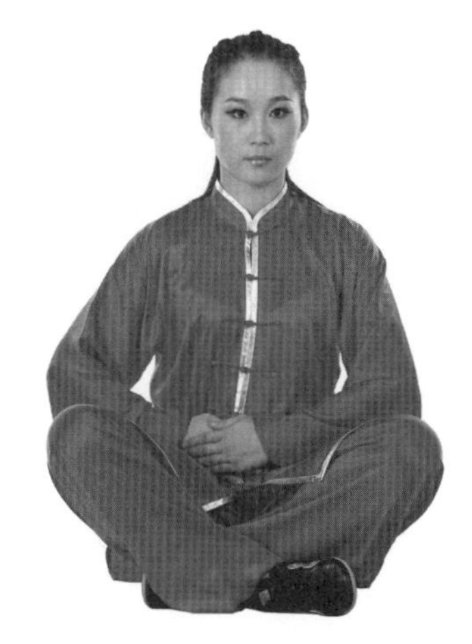

圖1-152

【要點】

1. 全身舒鬆，不要強烈地追求熱感，待其自然而然地到來，調息柔和自然。

2. 意想臍輪有溫熱感，用意要輕，採用順腹式呼吸，身體保持中正安舒。

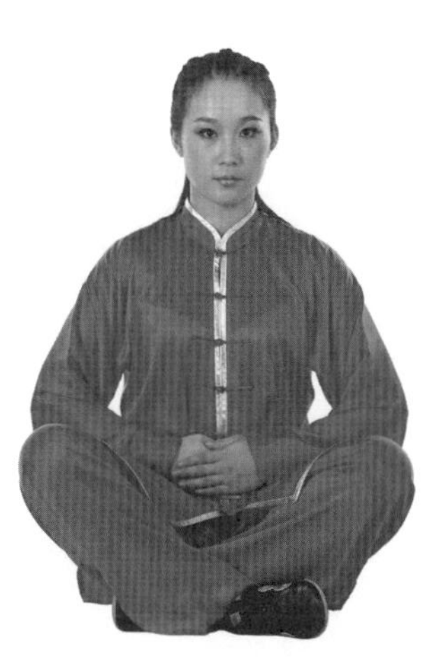

圖1-153

3. 揉按腹部時，勞宮穴對準肚臍，柔和緩慢，呼吸自然。掌不能做擦腹動作，按住腹部行揉摩動作，與前勢「前撫脘腹」有本質性的區別，習者切記。

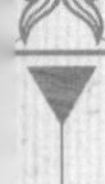

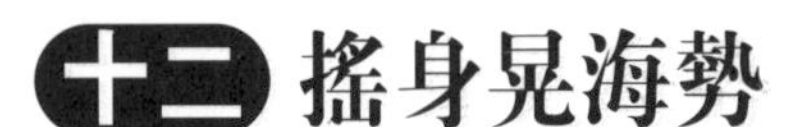

十二 搖身晃海勢

【練法】

1. 兩掌由內向外分開，扶於兩膝上。目視前方。（圖1–154）

2. 接著，雙目垂簾。上體左傾，順時針繞轉6圈。（圖1–155～圖1–158）

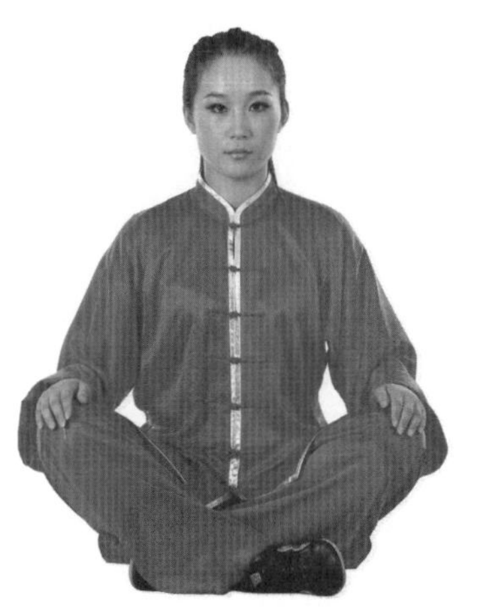

圖1–154

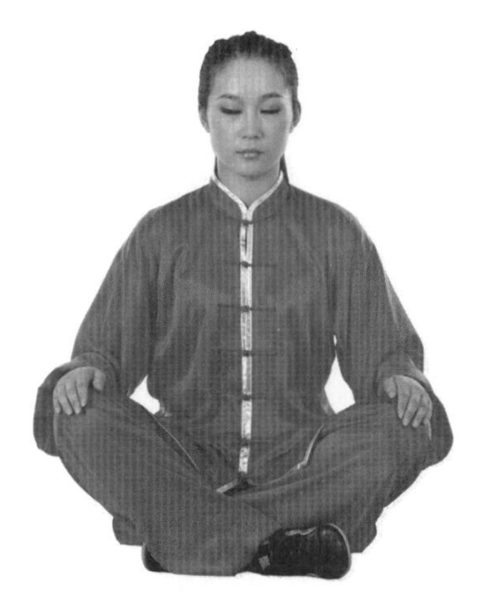

圖1–155

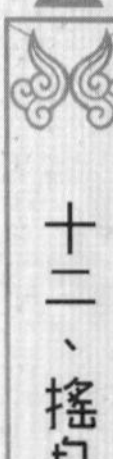

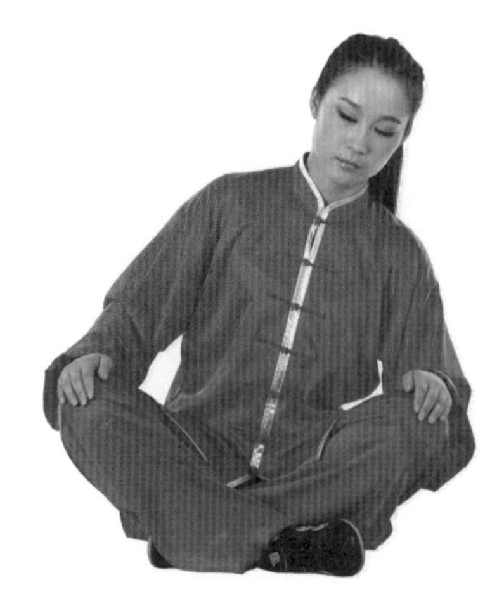

圖1-156

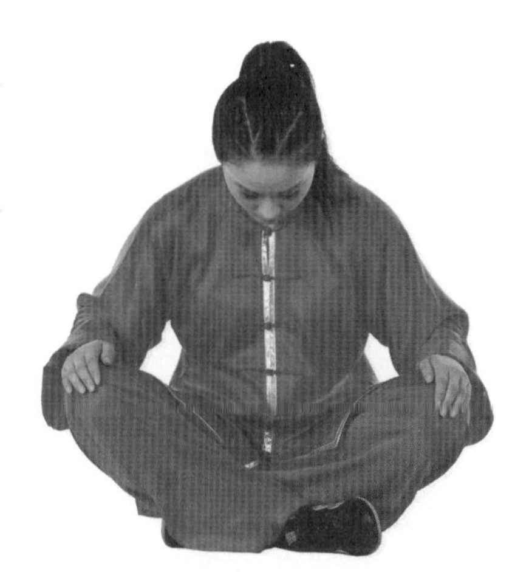

圖1-157

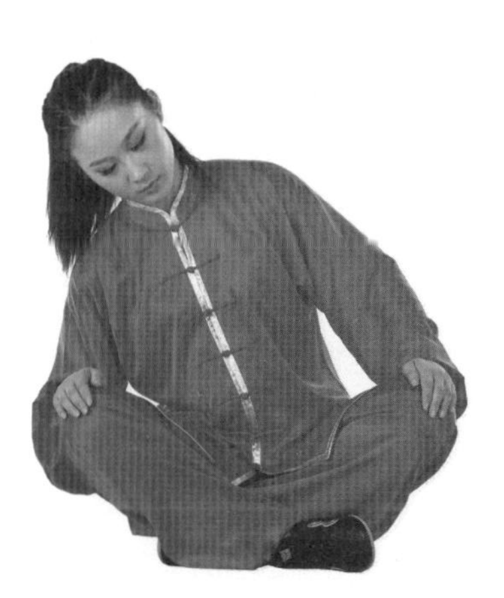

圖1-158

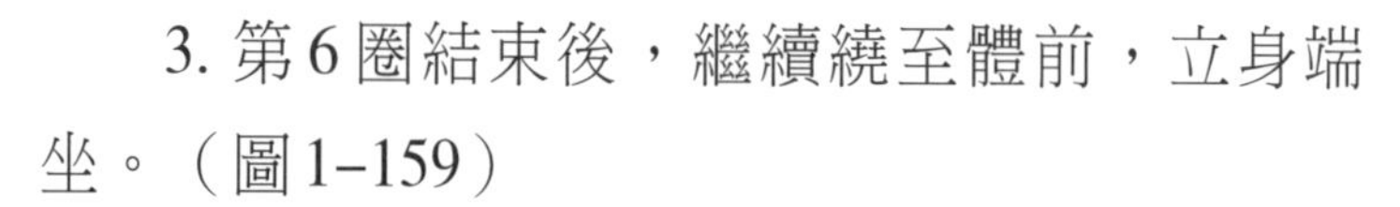

3. 第6圈結束後，繼續繞至體前，立身端坐。（圖1–159）

4. 然後，上體右傾、逆時針繞轉6圈。（圖1–160～圖1–163）

5. 第6圈結束後，繼續繞至體前，立身端坐。兩眼睜開，目視前方。（圖1–164）

【要點】

1. 上體繞轉時，要求豎脊、收下頦，速度均勻，圓活連貫。

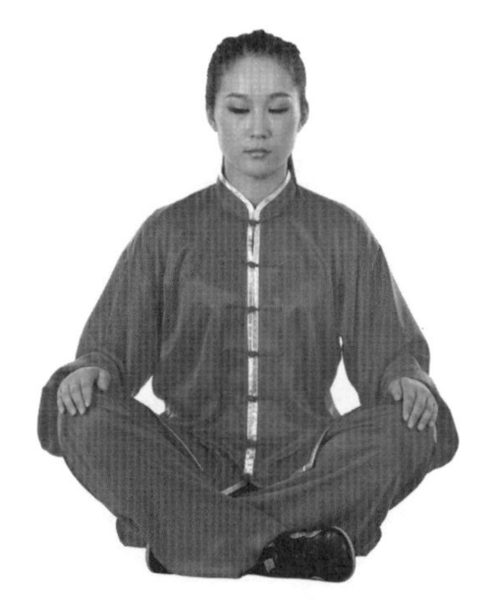

圖1–159

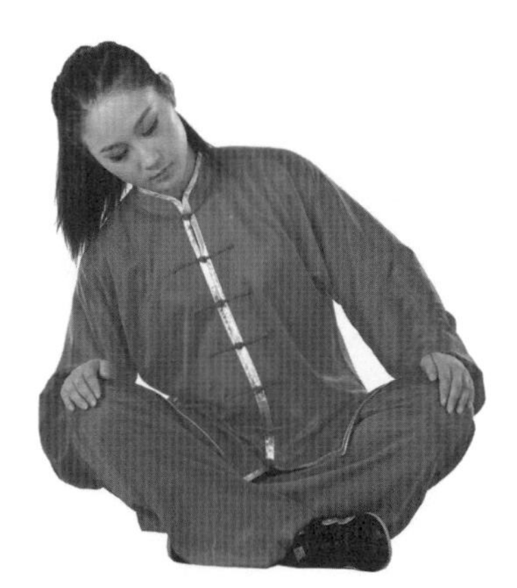

圖1–160

2. 幅度不宜過大，兩膝不要抬起。

3. 內視海底，引氣歸元。

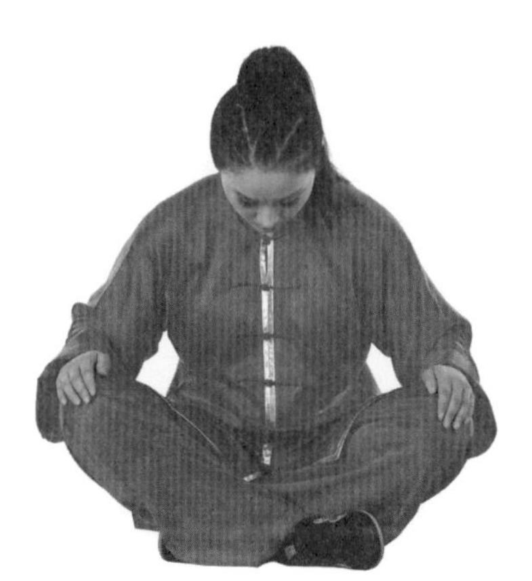

圖1-161

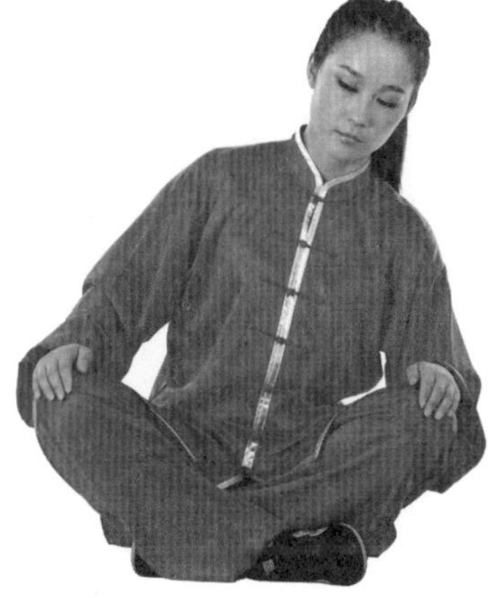

圖1-162

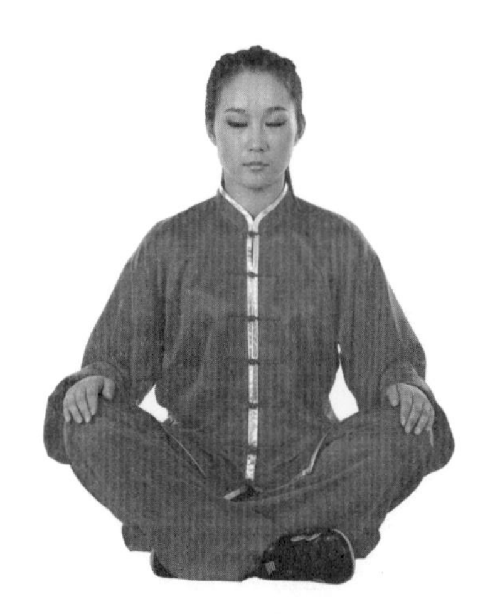

圖1-163

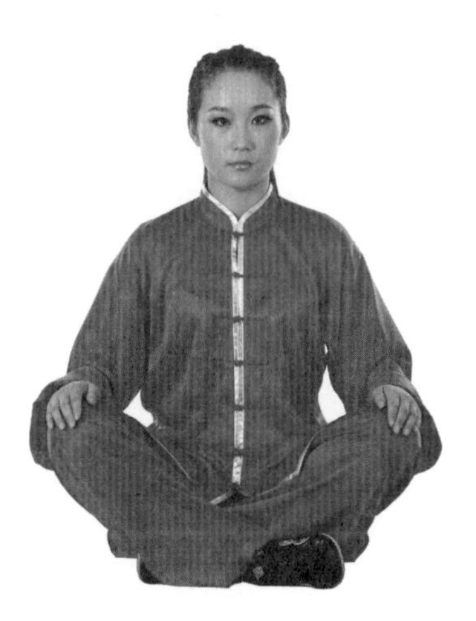

圖1-164

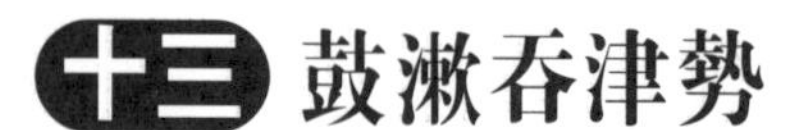

十三 鼓漱吞津勢

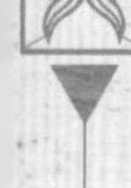

【練法】

1. 兩臂內旋，兩掌回收腰間向兩側畫弧，掌心向後。目視前方。（圖1–165、圖1–166）

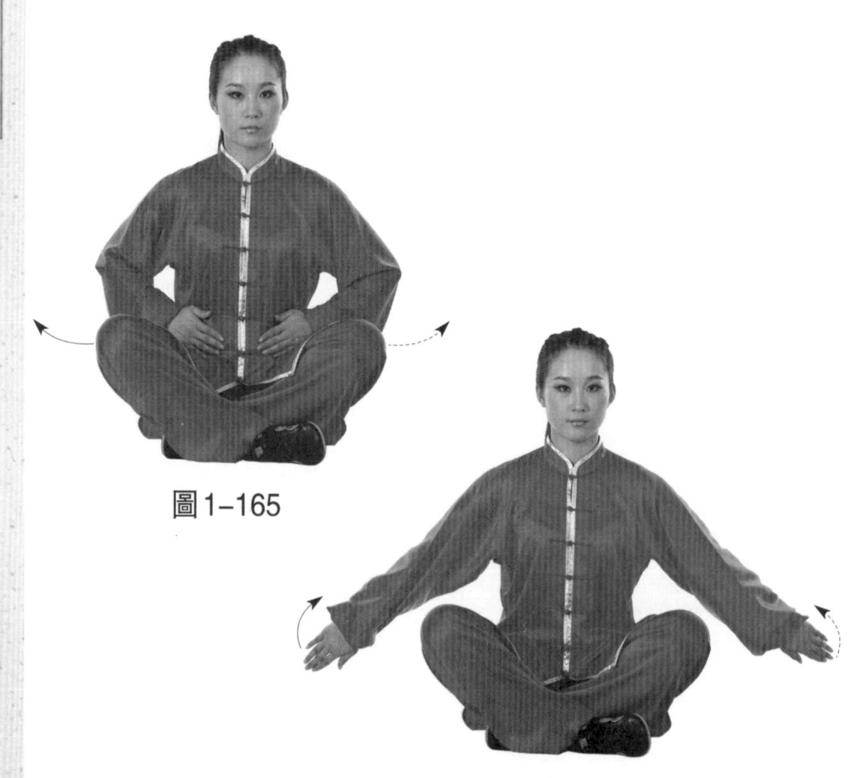

圖1–165

圖1–166

2. 動作不停。兩臂外旋，兩掌弧形向腹前合抱，掌尖相對。目視前方。（圖 1–167、圖 1–168）

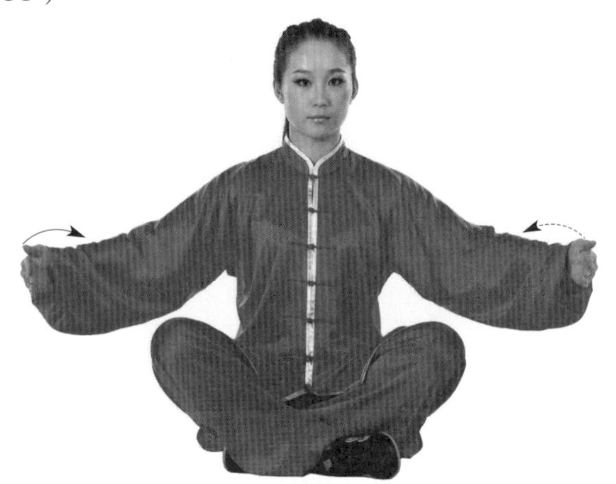

圖 1–167

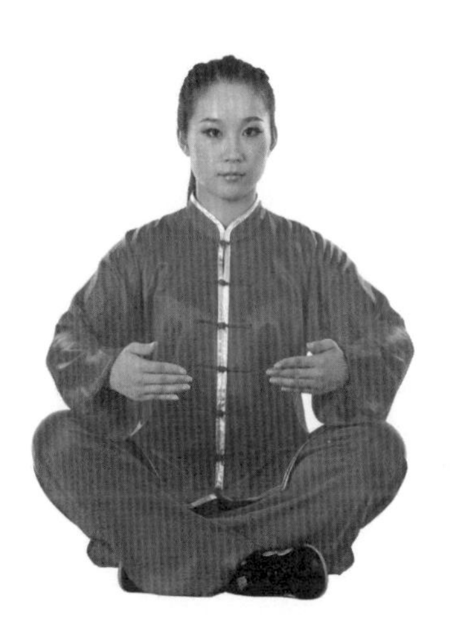

圖 1–168

3. 接著屈肘，兩掌回收接近肚臍時「握固」，落於大腿根部，拳眼向上。目視前方。（圖1–169）

4. 唇口輕閉，舌尖在口腔內由右向上、向左、向下繞轉一圈，接著舌尖移到牙齒外，貼牙齦由右向上、向左、向下繞轉一圈。一內一外為一遍，共做6遍。

5. 姿勢不變，舌尖在口內向相反方向繞轉，一內一外為一遍，共做6遍。

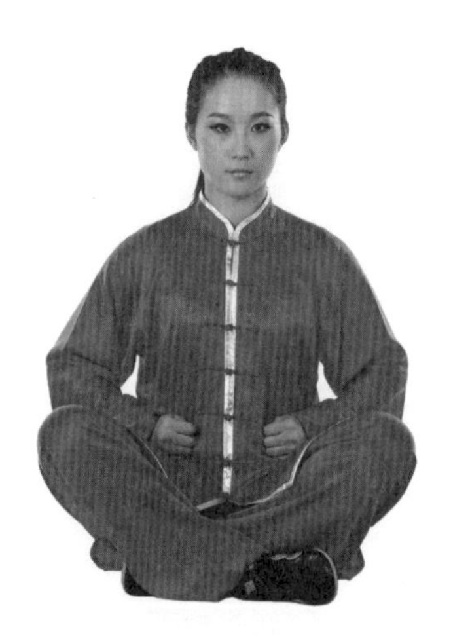

圖1–169

6. 接著，兩腮做鼓漱36次。目視前方。

7. 然後，兩臂外旋，兩拳變掌上舉至胸前，掌背向裡。目視前方。（圖1–170）

8. 動作不停。兩臂內旋直臂上舉，掌尖向上，掌心向外。目視前方。（圖1–171）

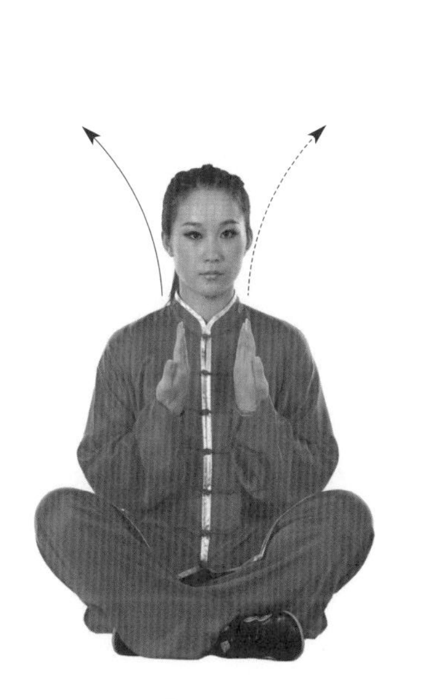

圖1–170

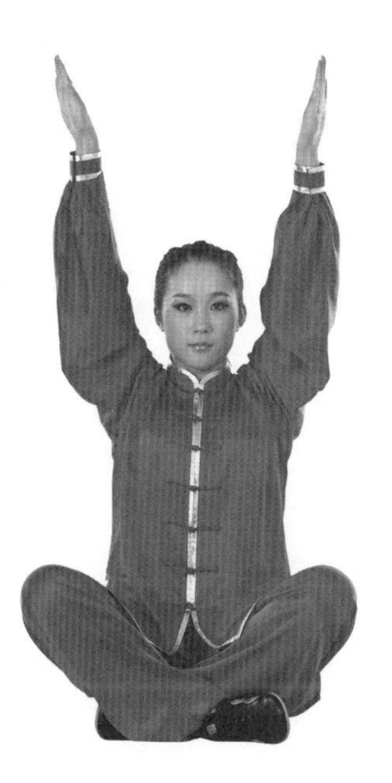

圖1–171

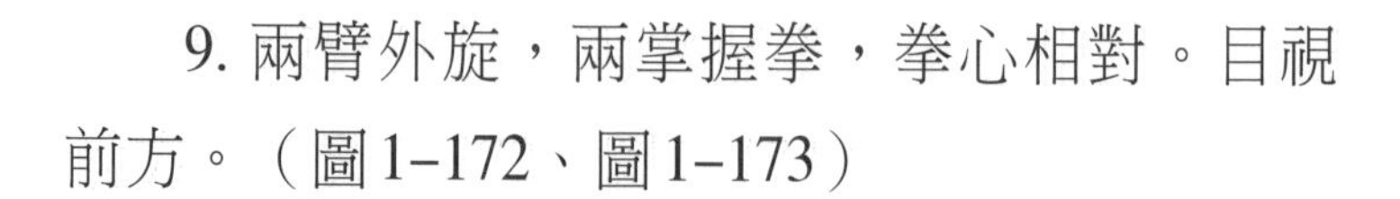

9. 兩臂外旋，兩掌握拳，拳心相對。目視前方。（圖1–172、圖1–173）

10. 動作不停。兩拳下拉置於大腿根部，拳眼向上。在兩拳下拉時，吞咽口中1/3的津液，用意念送至丹田。目視前方。（圖1–174、圖1–175）

共做3遍後，口中津液分3次全部咽下。

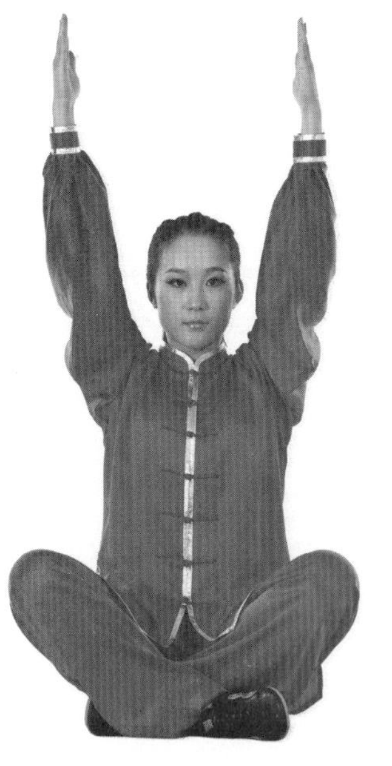

圖1–172

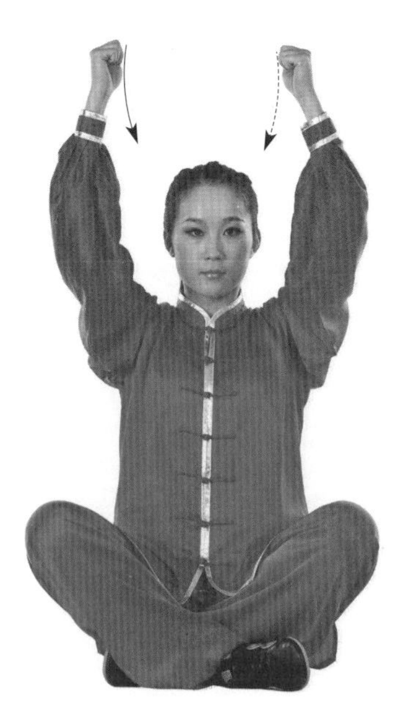

圖1–173

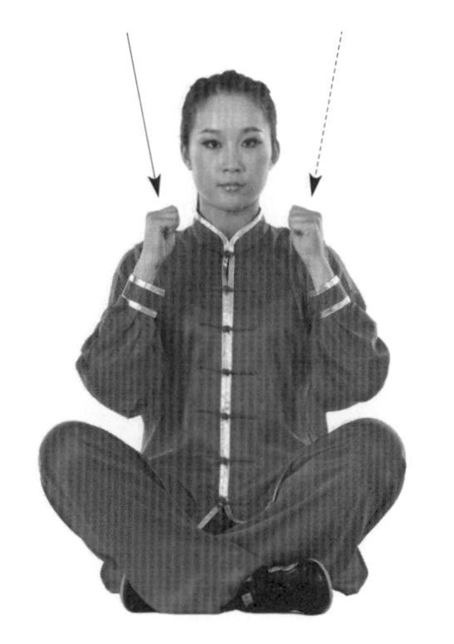
圖1-174

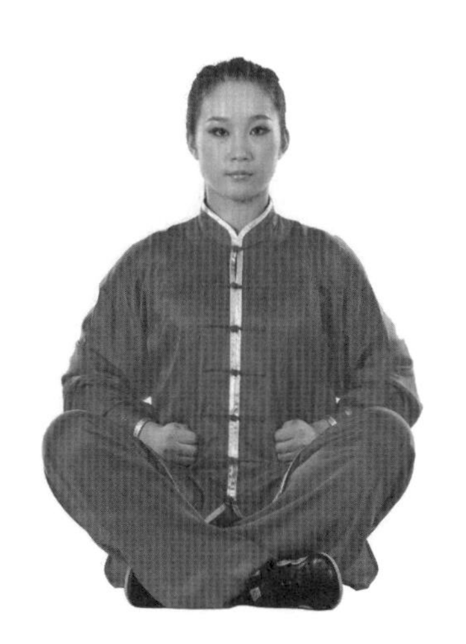
圖1-175

【要點】

1. 舌在口中的攪動要柔緩，特別是內外齒齦要攪遍。

2. 鼓漱時要自然，而且要在津水滿口時進行。

3. 吞咽時，精神要集中，意想將口水（此時的口水稱之為「神水」，術語中又稱為「金津玉液」，或「香津甜液」）直送入下丹田中，又稱此為「送藥入鼎爐」。

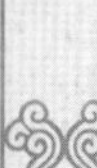

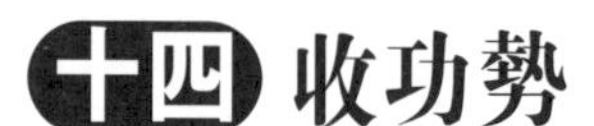

十四 收功勢

【練法】

1. 兩拳收至腰間。同時，吸氣、展肩擴胸；隨之閉氣約2秒鐘。（圖1–176）

2. 兩臂前伸，屈肘上提拳，左臂在內，兩腕在胸前交叉，拳心向裡，稍用力前撐。同時，胸部微含，背向後倚。動作稍停，目視前方。（圖1–177）

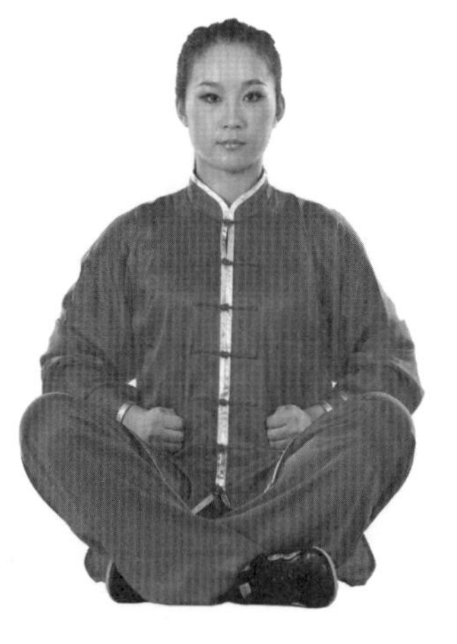

圖1–176

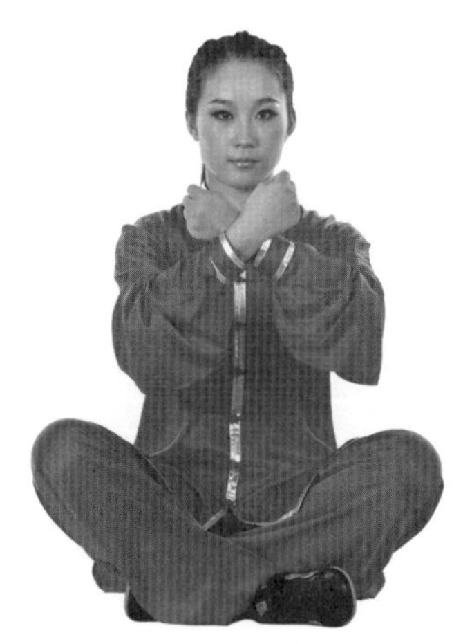

圖1–177

3. 兩拳變掌下落，置於膝上，掌心向上，掌尖向前。目視前方。（圖1–178、圖1–179）

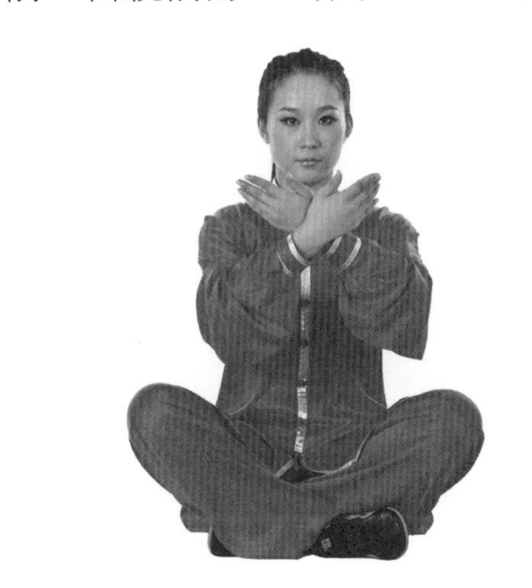

圖1–178

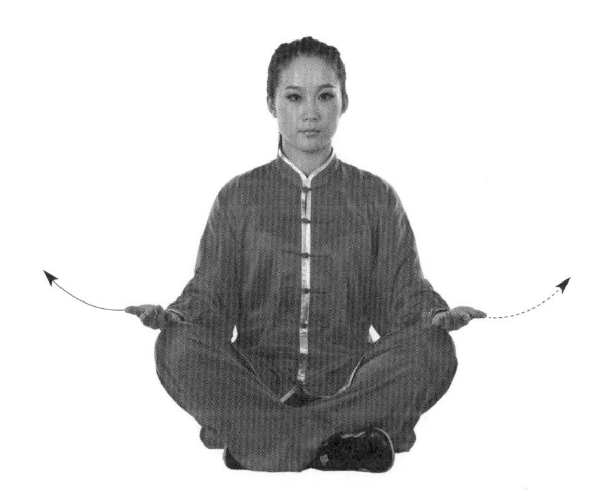

圖1–179

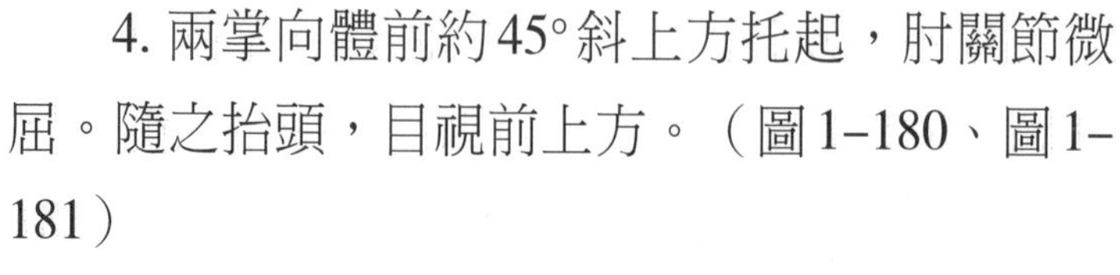

4. 兩掌向體前約45°斜上方托起，肘關節微屈。隨之抬頭，目視前上方。（圖1–180、圖1–181）

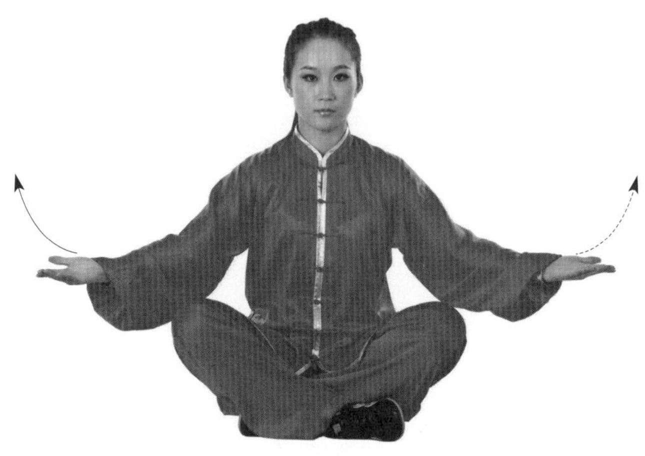

圖1–180

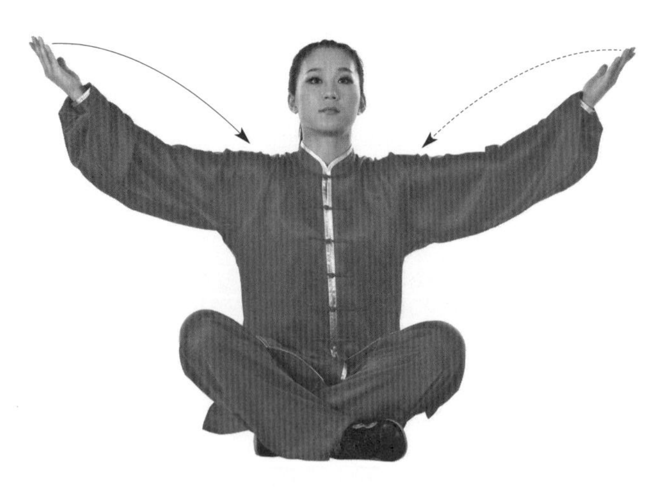

圖1–181

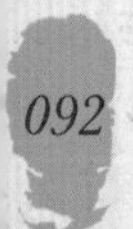

5. 下頦內收，兩臂內旋，兩掌下落至前平舉，與肩同寬，掌心向下。目視前方。（圖1–182）

6. 兩掌由身前下按，置於膝關節上。略停，目視前方。（圖1–183）

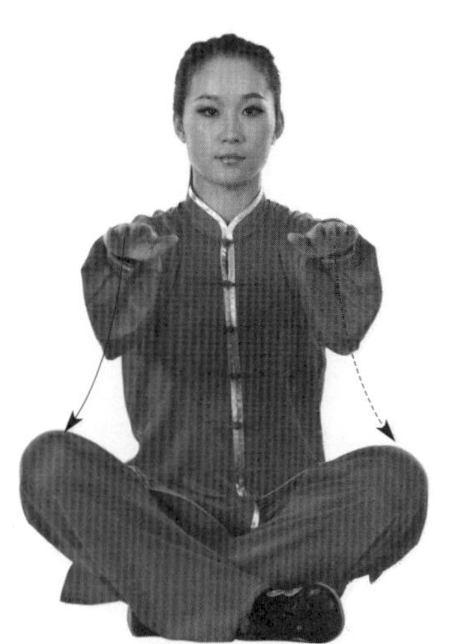

圖1–182

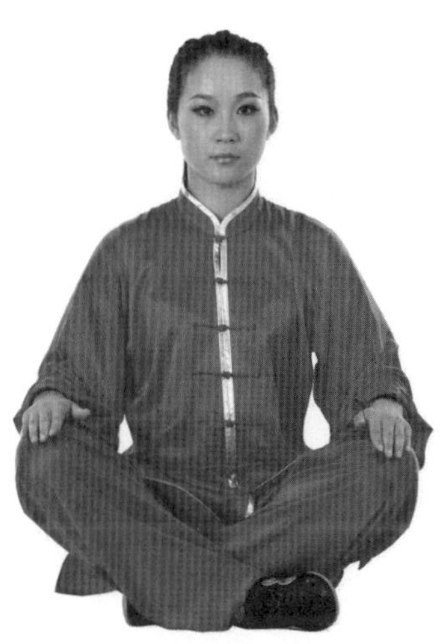

圖1–183

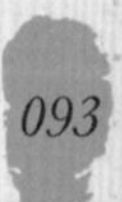

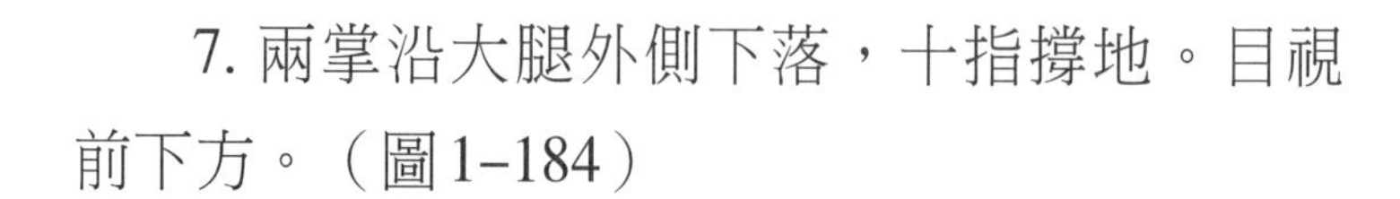

7. 兩掌沿大腿外側下落，十指撐地。目視前下方。（圖1–184）

8. 動作不停。上體前俯，同時，十指與兩腳撐地。目視下方。（圖1–185）

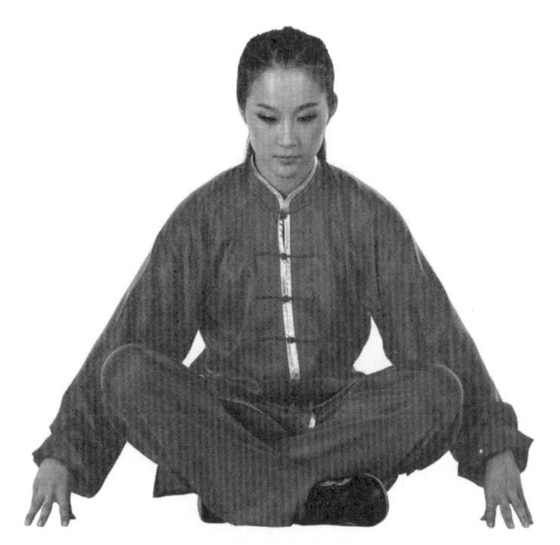

圖1–184

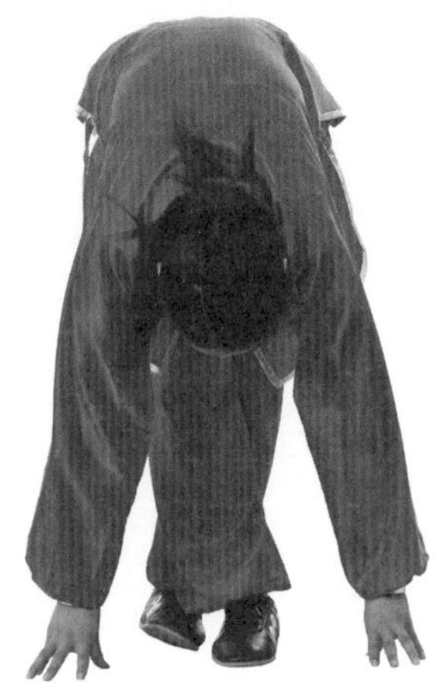

圖1–185

9. 順勢身體向上立起，隨之左腳向左斜後方稍退步。兩掌垂於體側。目視前方。（圖1-186、圖1-187）

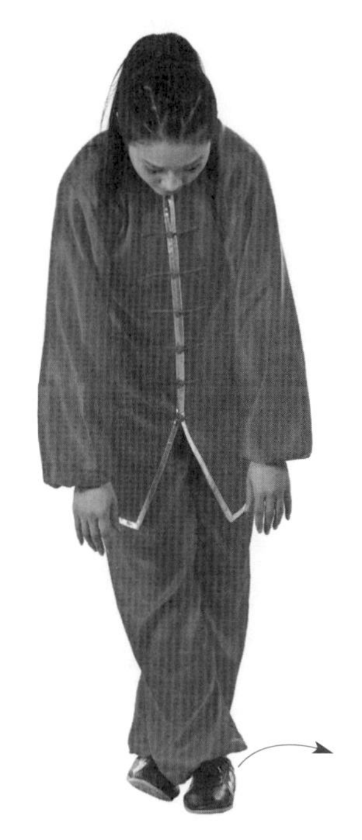

圖1-186

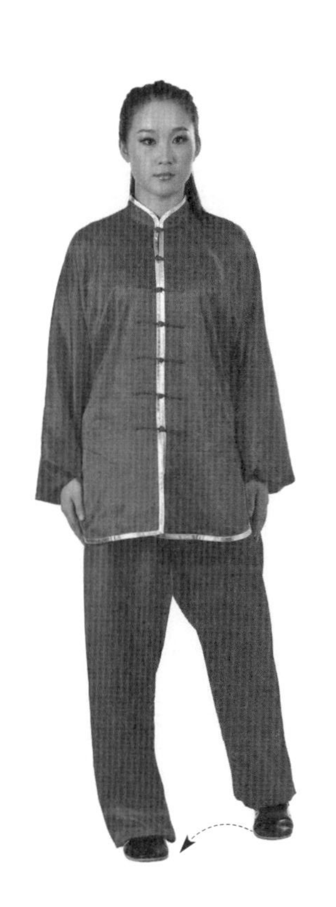

圖1-187

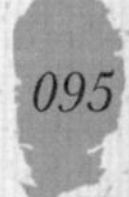

10. 然後，左腳收於右腳內側成併步站立，身體中正。目視前方。本功收勢。（圖1-188）

【要點】

1. 兩腕交搭、閉氣、背向後倚時，拳要握緊，提肛、收腹、咬牙。兩掌下落時，意想周身放鬆、氣血通暢。

2. 兩掌上托時，注意調整呼吸；兩掌下落時，使氣息歸元。

3. 起身時，要藉助手腳的撐力，順勢站起，控制住重心，保持動作的連貫、穩健。

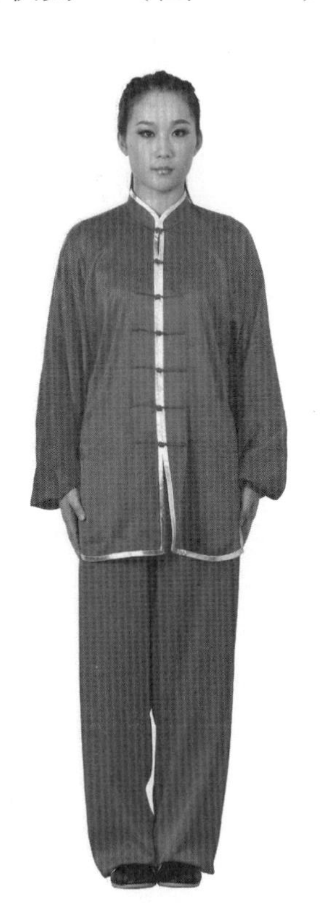

圖1-188

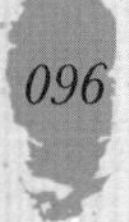

第二章　站功十二段錦

「站功十二段錦」是在「坐功十二段錦」原有勁形、手法的基礎之上，把坐勢完整地、科學地演化為站勢而成。

本功不但繼承了坐功動靜結合、身心兼練的功法精髓，而且融變通性和靈活性於一體，這樣更利於十二段錦進一步地推廣與普及，因此能讓更多的人受益。

本功架勢舒和，動作徐綿，變化輕便，勁法內斂，具有培元益氣、舒筋活血、醒腦提神、防疾祛病等保健良效，是不可多得的養生氣功法。

一 開功勢

【練法】

1. 兩腳併步站立，兩掌自然垂於體側，身體中正。目視前方。（圖2-1）

2. 兩膝微屈，重心下沉，左腳跟抬懸，腳尖點地於右腳內側。（圖2-2）

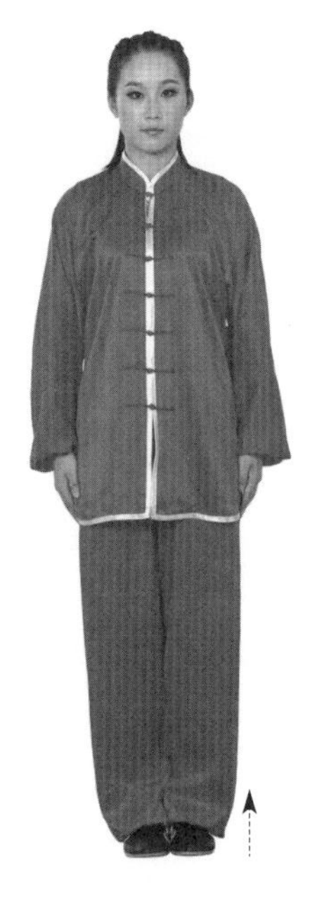

圖2-1

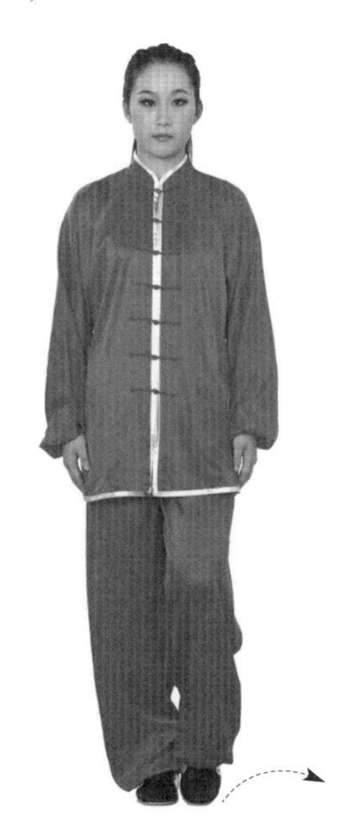

圖2-2

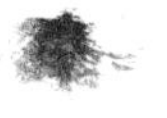

3. 左腳向左側擺開一步，身體重心下沉於右腿。（圖2–3）

4. 左腳跟落地，正身，兩腳平行與肩同寬。目視前方。（圖2–4）

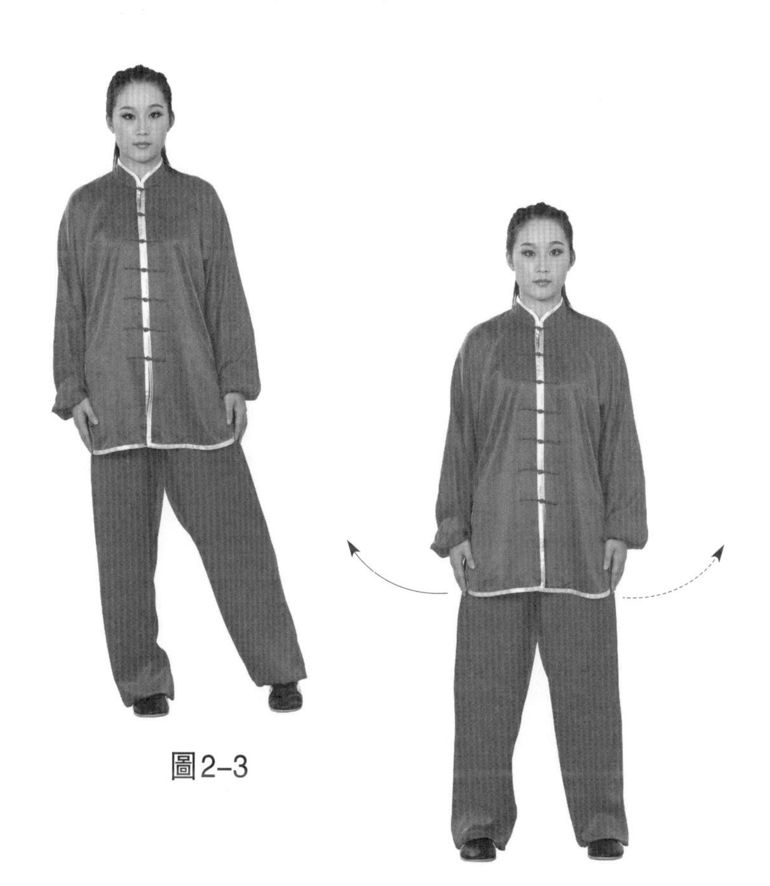

圖2–3

圖2–4

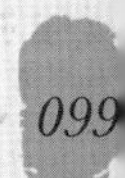

二 冥心握固勢

【練法】

1. 接上勢，兩掌翻轉，分別向體前約45°前伸，掌心向上，掌尖向外。（圖2–5、圖2–6）

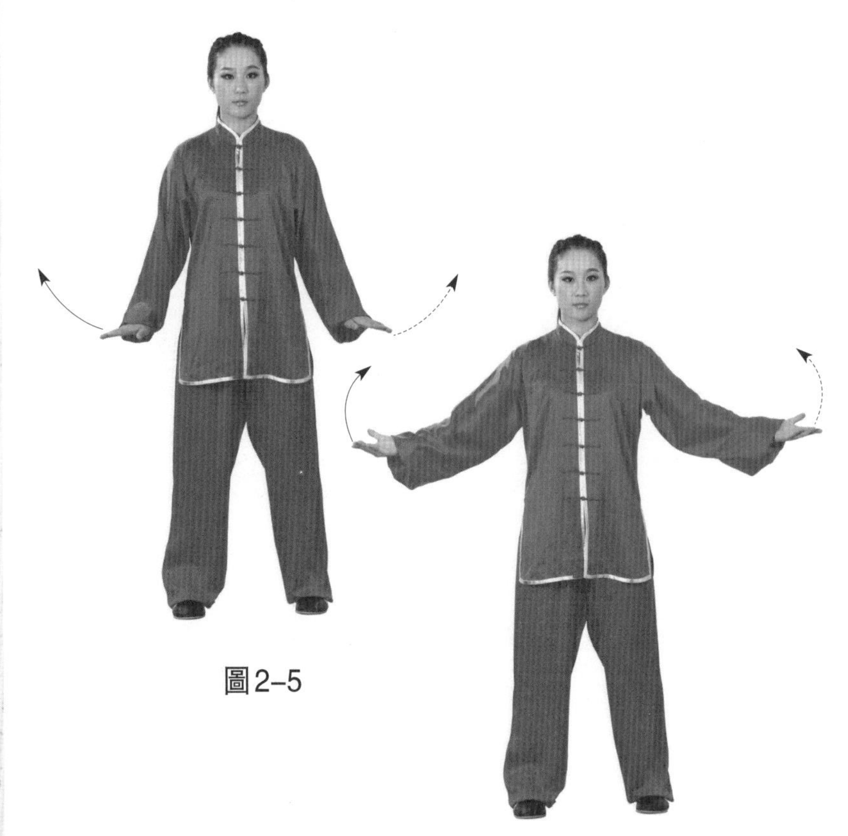

圖2–5

圖2–6

2. 隨之兩臂外旋向斜上方舉起，漸漸高與頭頂平，肘關節微屈。隨之抬頭，目視前上方。（圖2–7）

3. 下頦內收，兩臂內旋，兩掌下落至前平舉，與肩同寬，掌心向下，掌尖向前。目視前方。（圖2–8）

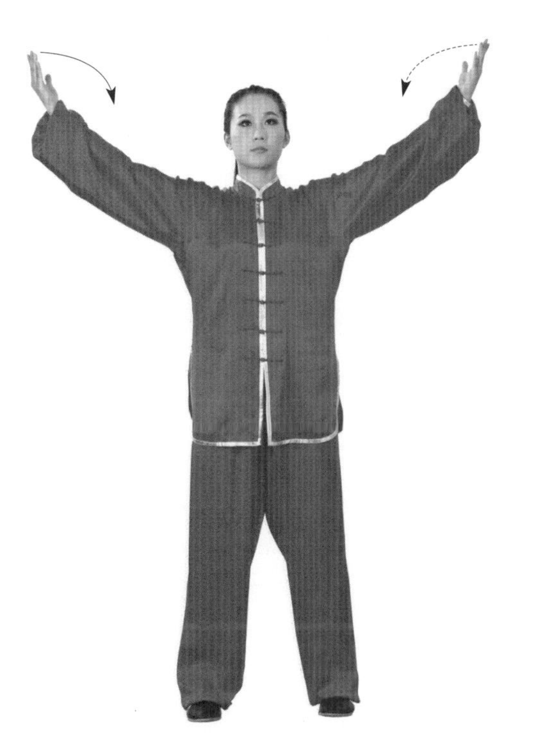

圖2–7

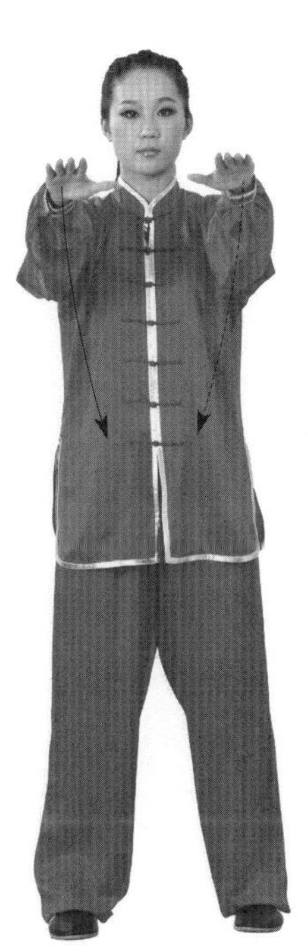

圖2–8

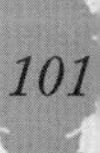

4. 動作不停。兩掌由身前下按，至小腹前；隨之兩手拇指抵無名指根節「握固」，抱於肚臍前，拳眼向上，兩拳面相對。調息約30秒鐘。（圖2-9）

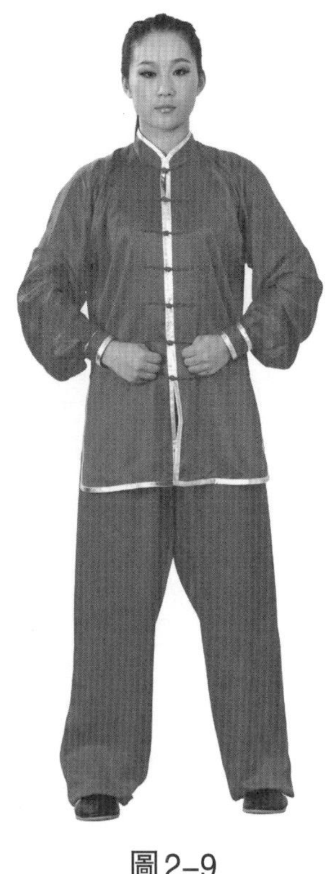

圖2-9

握固手形示意。（圖2-10）

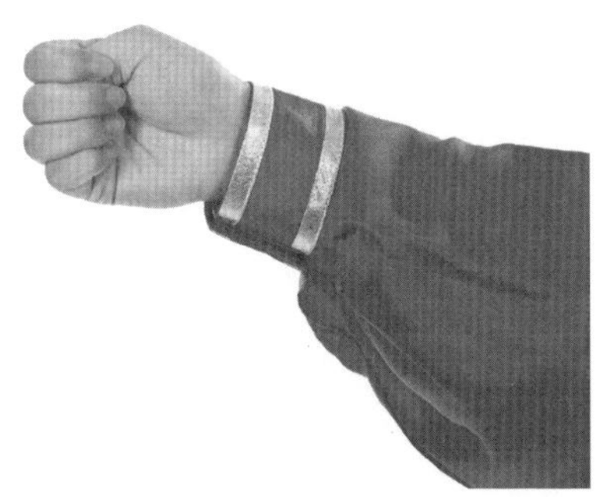

圖2-10

三 叩齒鳴鼓勢

【練法】

1. 兩拳變掌經腰間、兩臂內旋向體側平舉，掌心向後，掌尖向外。目視前方。（圖2-11）

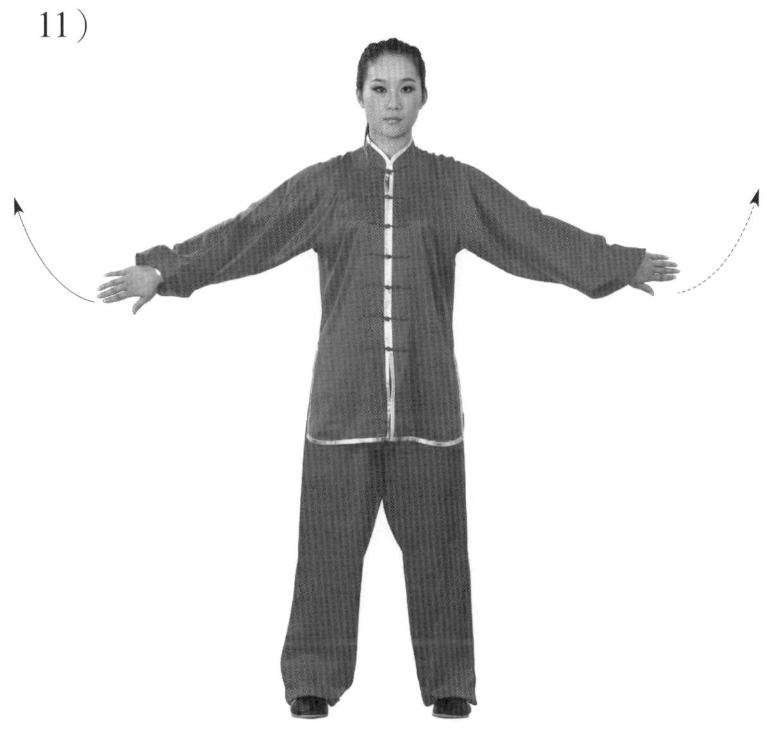

圖2-11

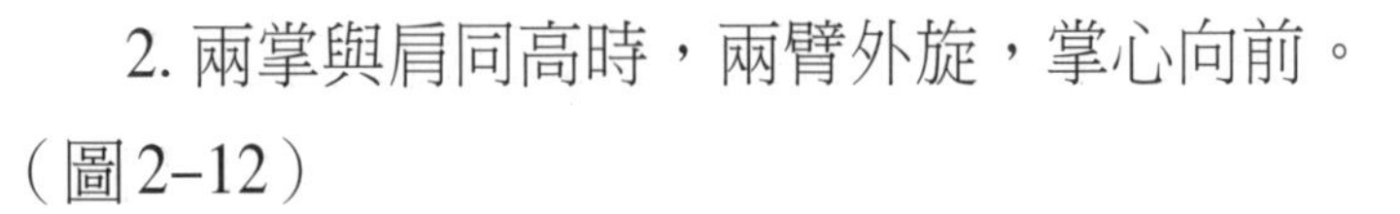

2. 兩掌與肩同高時，兩臂外旋，掌心向前。（圖2–12）

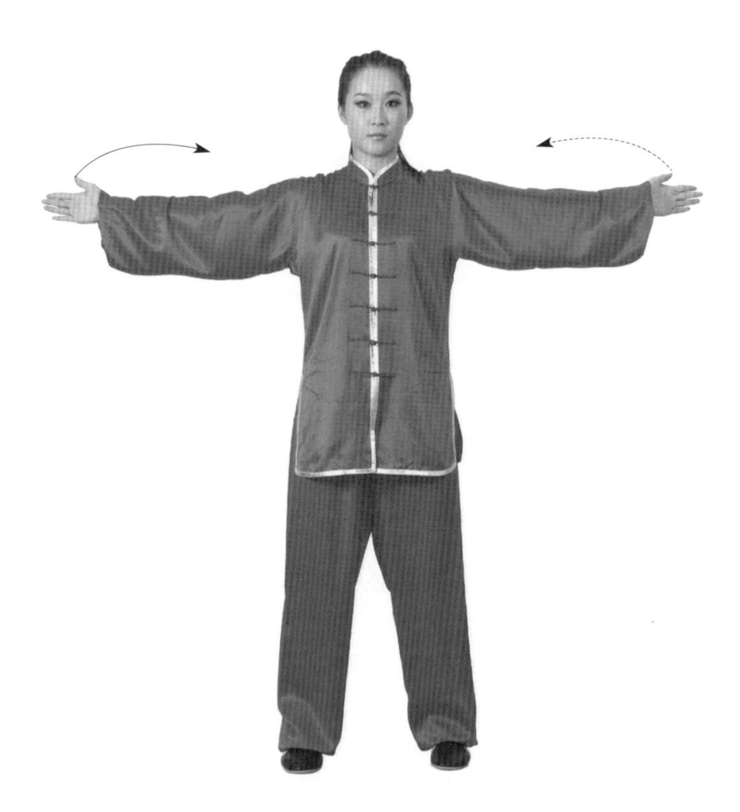

圖2–12

3. 動作不停。兩臂屈肘，兩掌中指掩實耳孔。（圖2-13）

4. 然後，叩齒36次。（圖2-14）

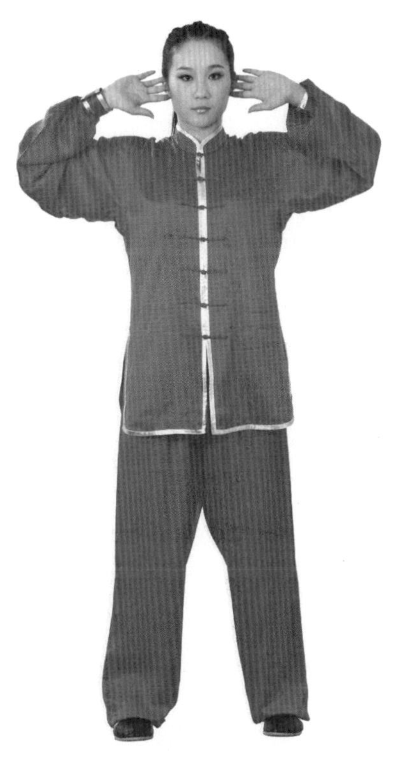

圖2-13

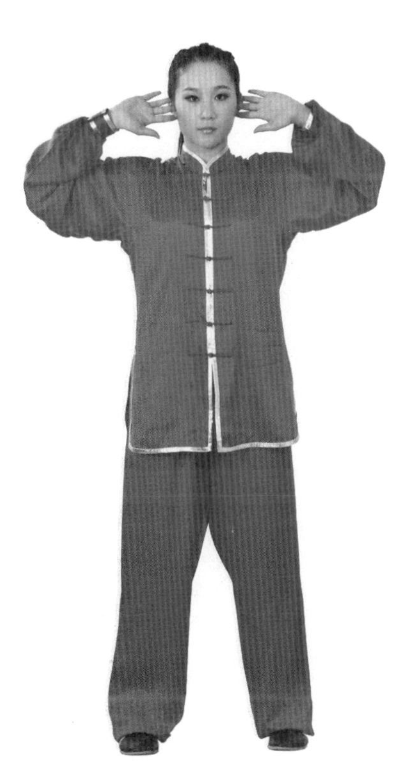

圖2-14

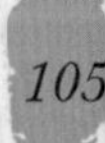

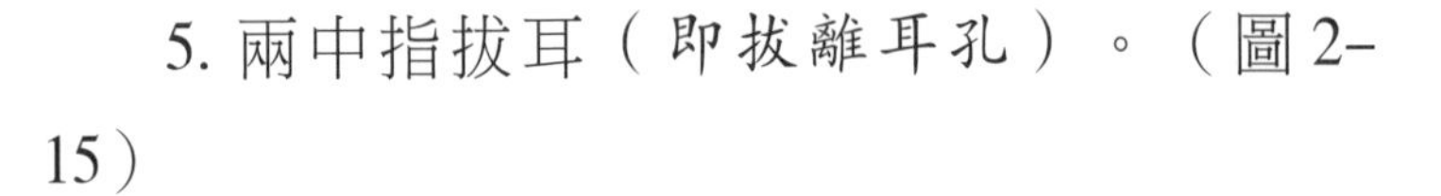

5. 兩中指拔耳（即拔離耳孔）。（圖2-15）

6. 兩掌心按實耳孔，作拔耳數次。（圖2-16、圖2-17）

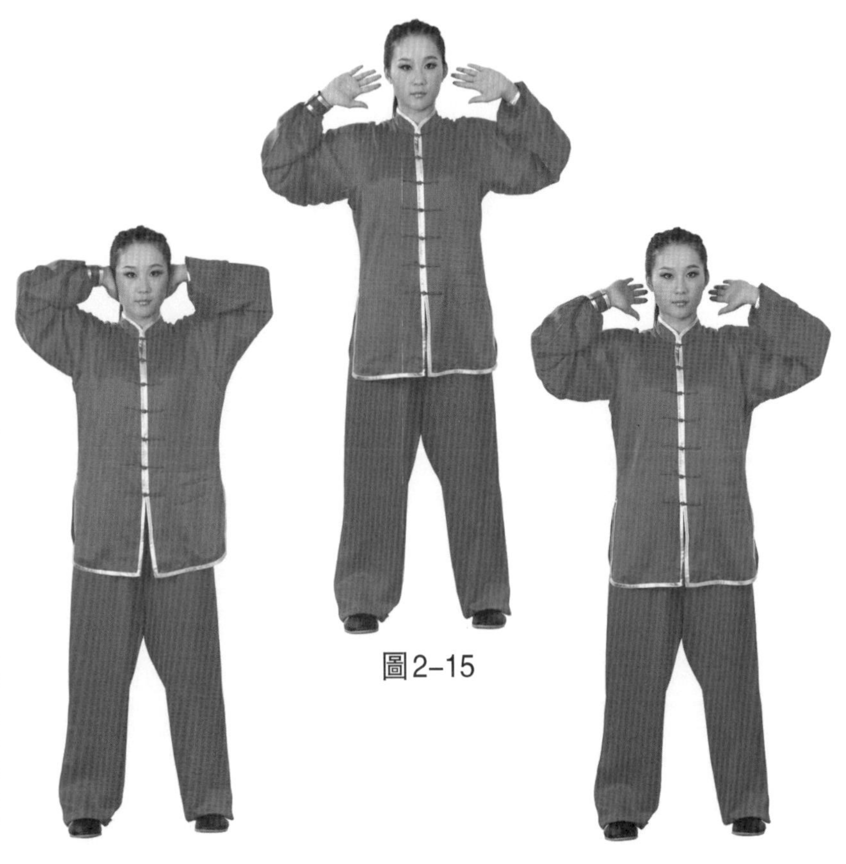

圖2-15

圖2-16

圖2-17

7. 兩掌心仍按實耳孔，食指輕扶後腦。（圖2–18）

8. 中指腹位於枕骨粗隆處，接著兩手食指分別放在兩手中指指背上，二指同時爭力，用食指指腹彈擊在後腦上。反覆彈擊24次。（圖2–19）

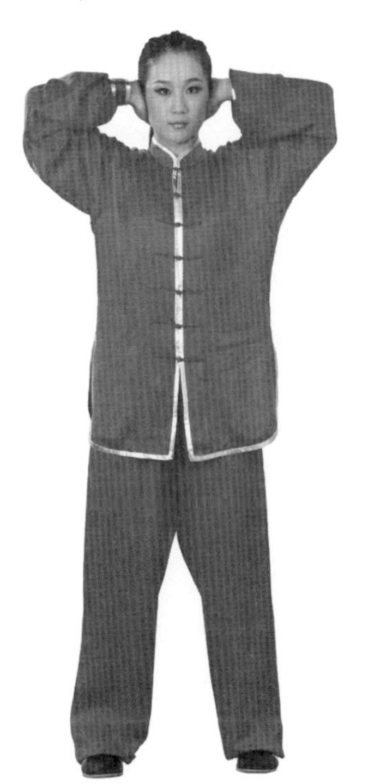

圖2–18

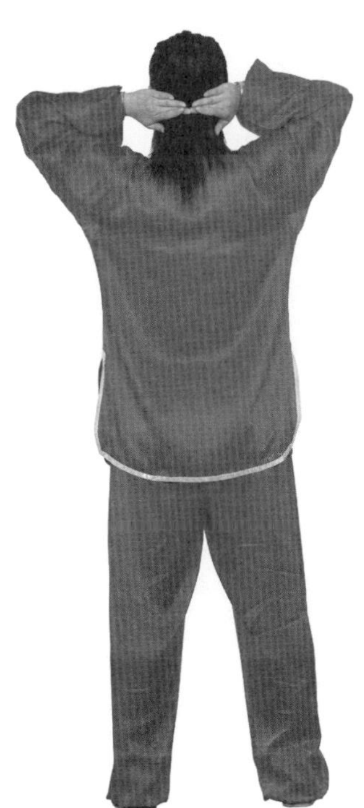

圖2–19

9. 隨之兩掌前伸，向下緩緩按於腹前，高與肚臍平，兩拇指相對，掌心向下。目視前方。（圖2–20、圖2–21）

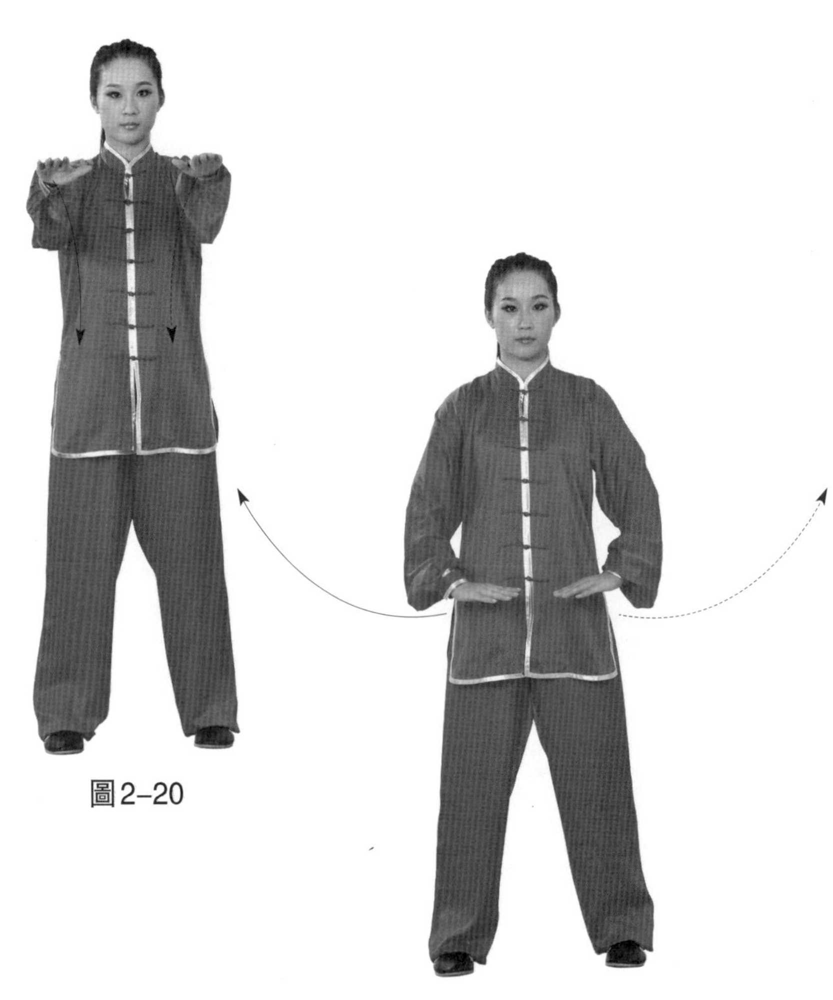

圖2–20

圖2–21

四 微撼天柱勢

【練法】

1. 上體緩緩左轉約45°。同時，兩臂內旋成側平舉，掌心向後，掌尖向外。（圖2-22）

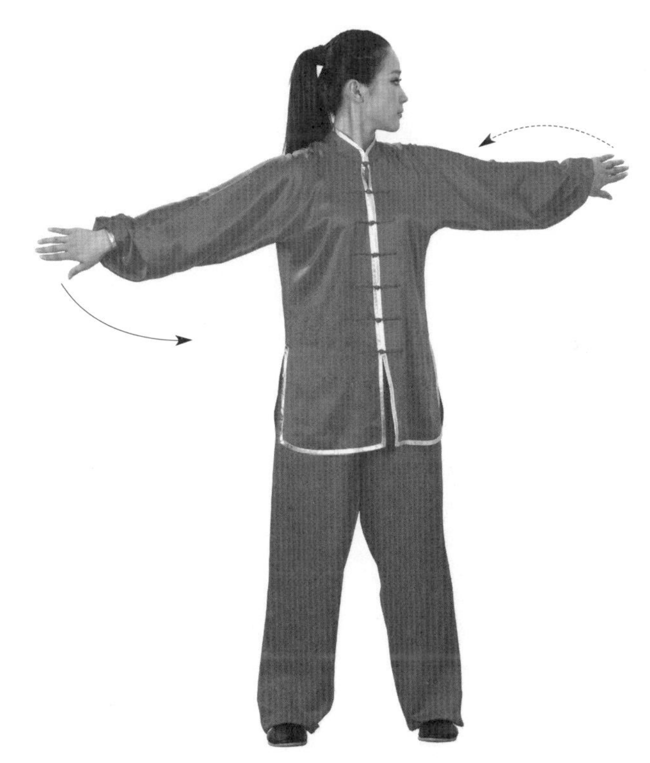

圖2-22

2. 動作不停。上體向右轉正。同時，兩臂外旋，並向前平舉。至兩掌與肩同寬時，左掌向內平收至膻中穴前，掌尖向右；右掌向小腹前收，近腹前時，轉掌成掌心向上，掌尖向左，兩掌成抱球狀於體前，掌心相對。目視前方。（圖2-23、圖2-24）

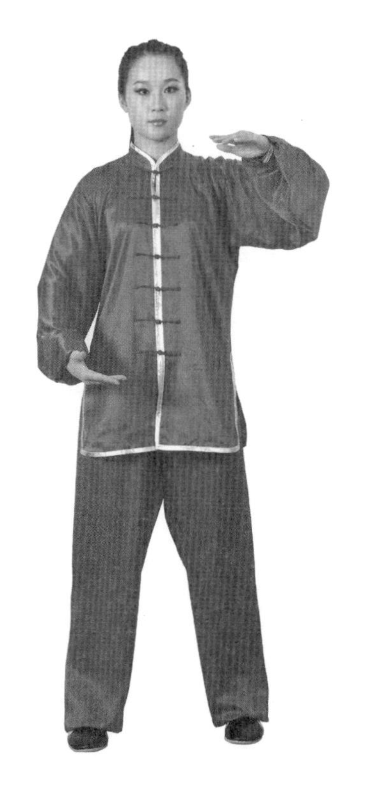
圖2-23

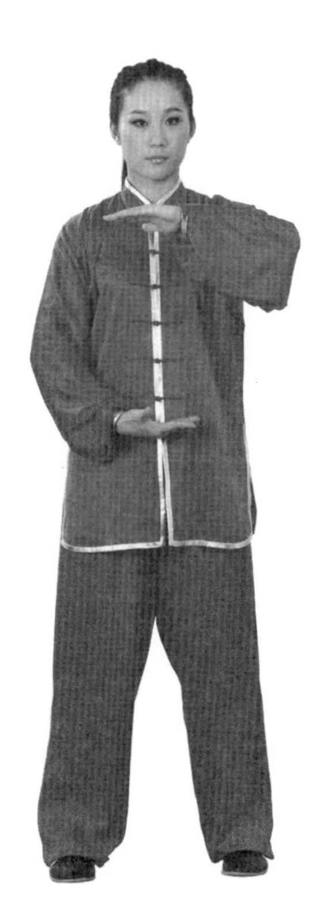
圖2-24

3. 動作不停。左掌下按，兩掌合於小腹前。（圖2–25）

4. 接著，頭向左轉。同時，兩掌貼緊向右移至右小腹內側。目視左側。（圖2–26）

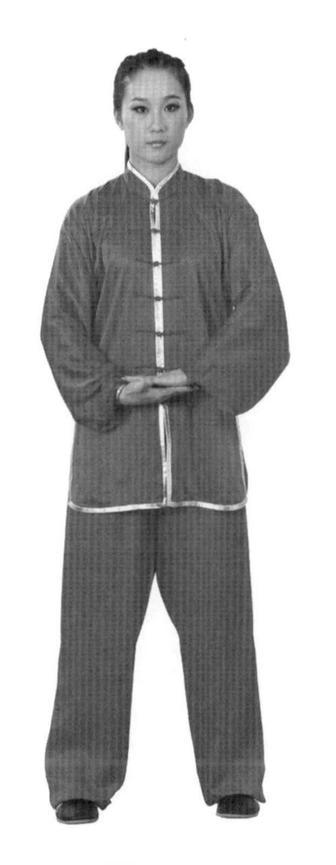
圖2–25

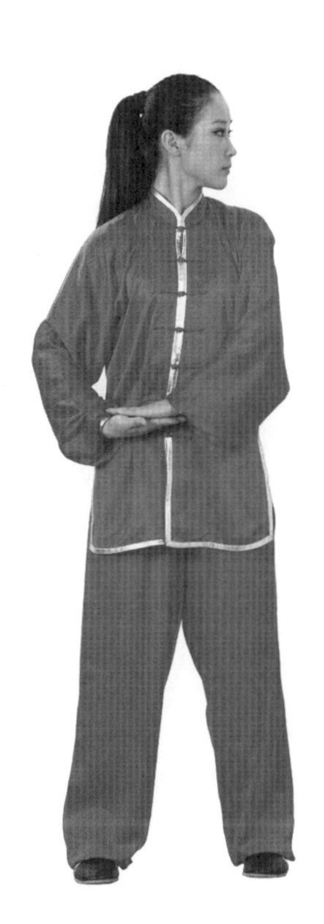
圖2–26

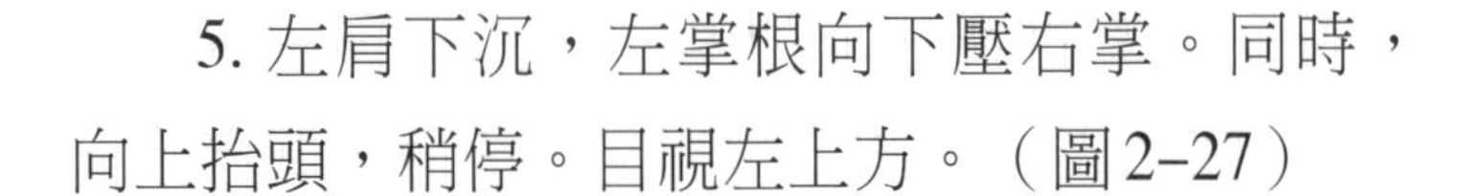

5. 左肩下沉，左掌根向下壓右掌。同時，向上抬頭，稍停。目視左上方。（圖2–27）

6. 下頦內收，上體轉正。掌還於小腹前。目視前方。（圖2–28）

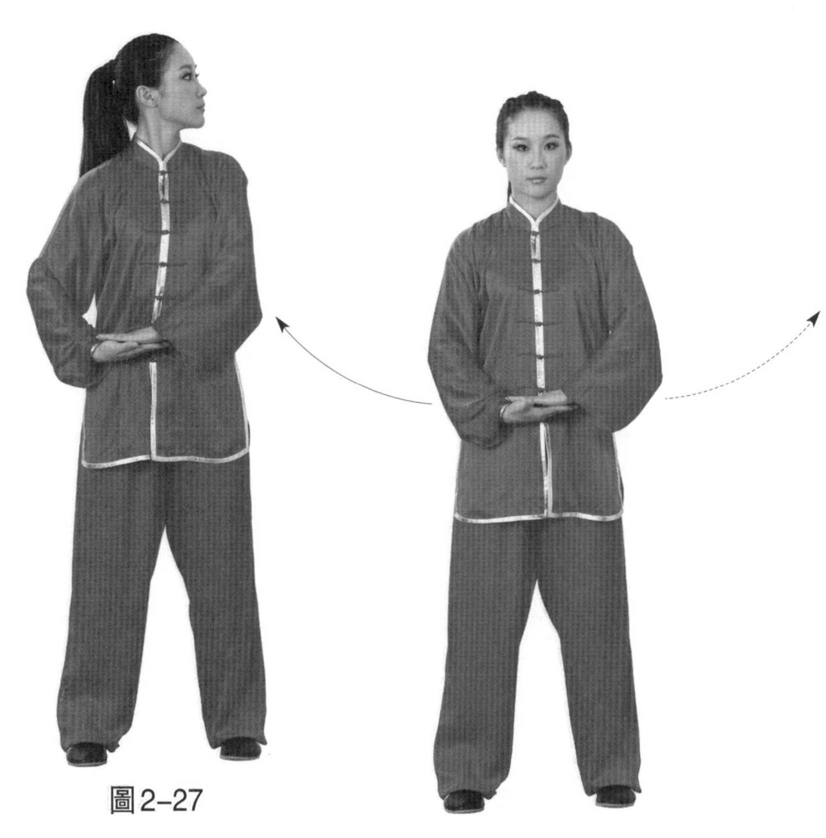

圖2–27

圖2–28

7. 隨之上體右轉約45°。同時，兩掌分開，兩臂內旋成側平舉，掌心向後。（圖2–29）

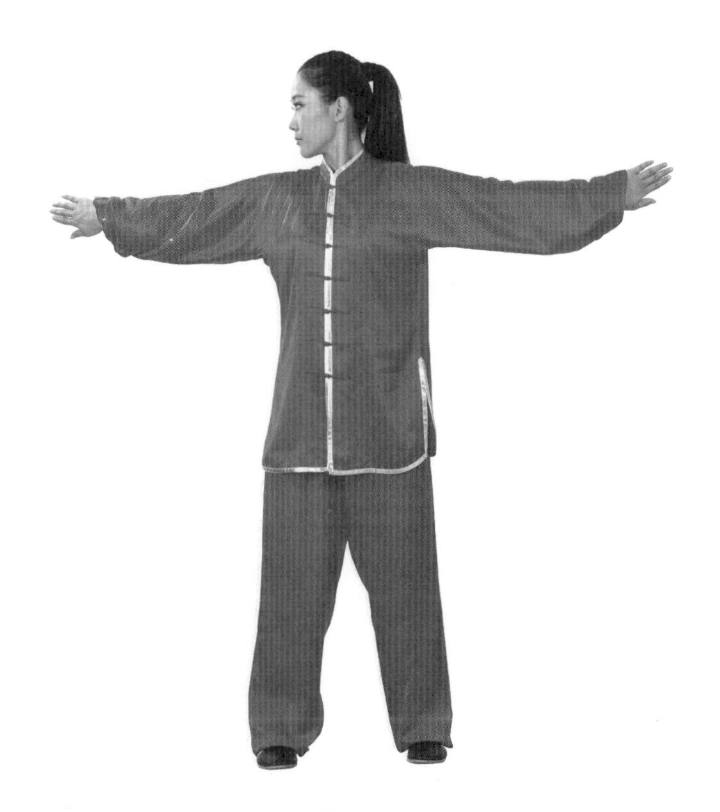

圖2–29

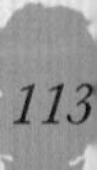

8. 接著，做合掌、右轉頭的動作，動作與合掌、左轉頭相同，唯方向相反。（圖2-30～圖2-34）

一左一右為一遍，共做3遍。

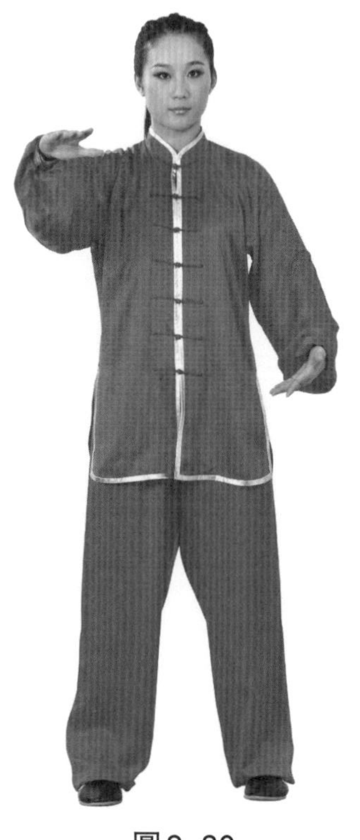

圖2-30

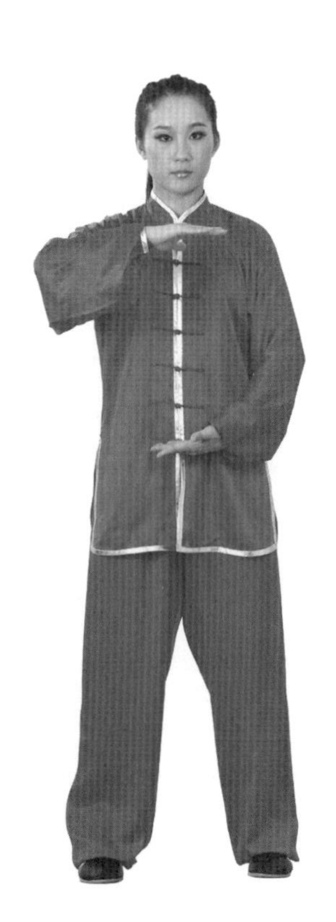

圖2-31

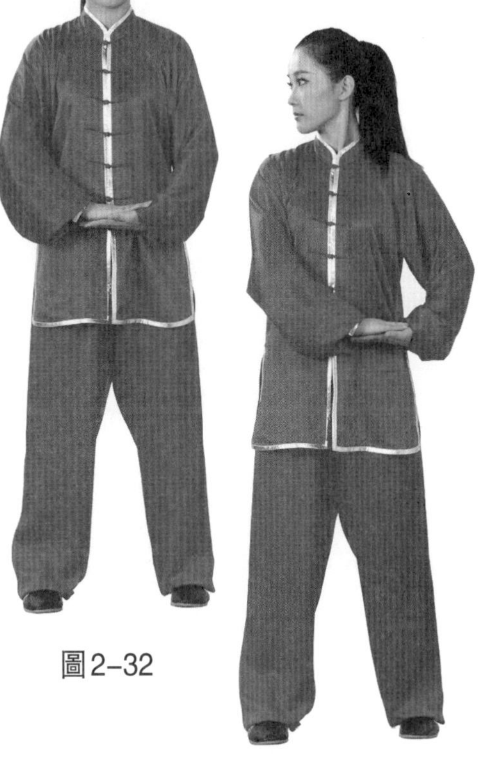

圖2-32

圖2-33

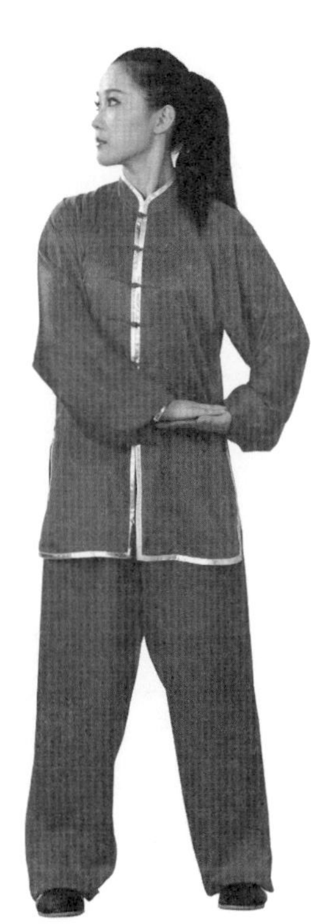

圖2-34

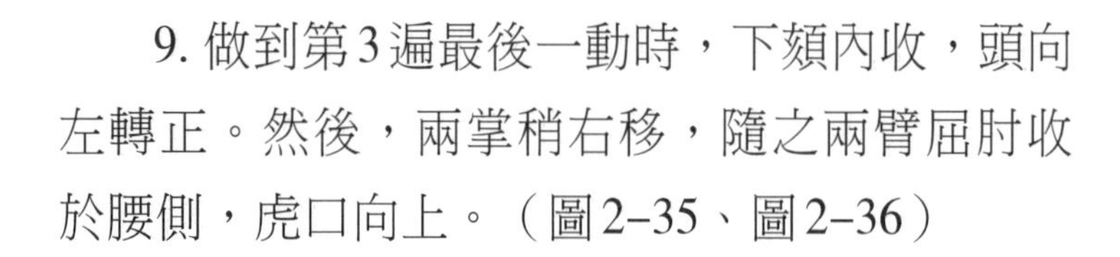

9. 做到第3遍最後一動時，下頦內收，頭向左轉正。然後，兩掌稍右移，隨之兩臂屈肘收於腰側，虎口向上。（圖2-35、圖2-36）

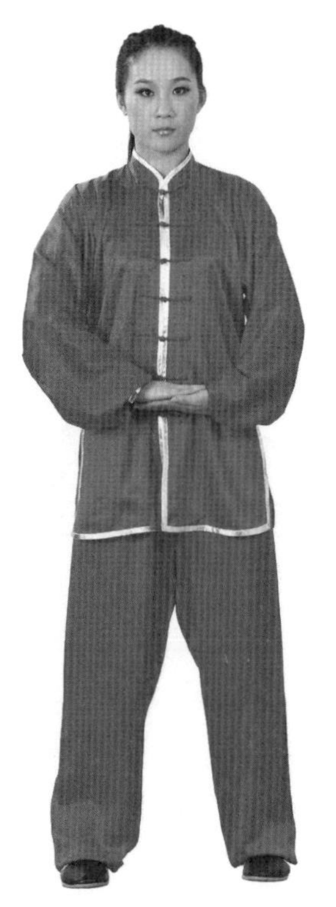

圖2-35

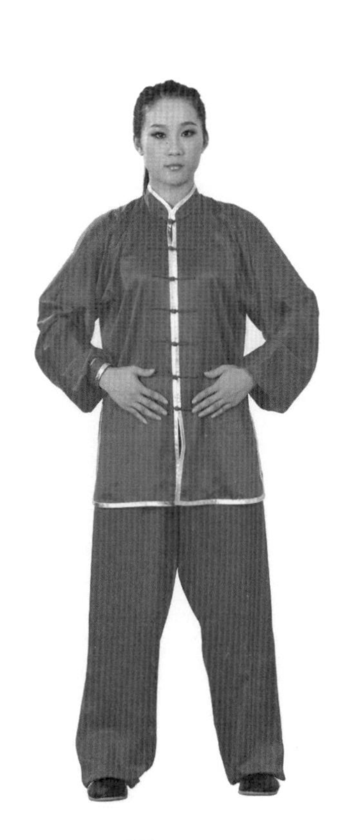

圖2-36

五 掌抱崑崙勢

【練法】

1. 兩肩後展，隨之兩掌前伸，並直臂上舉，掌心相對。目視前方。（圖2–37～圖2–39）

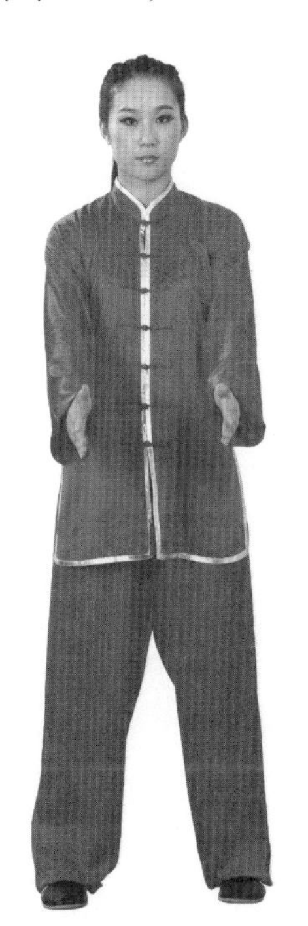

圖2–37

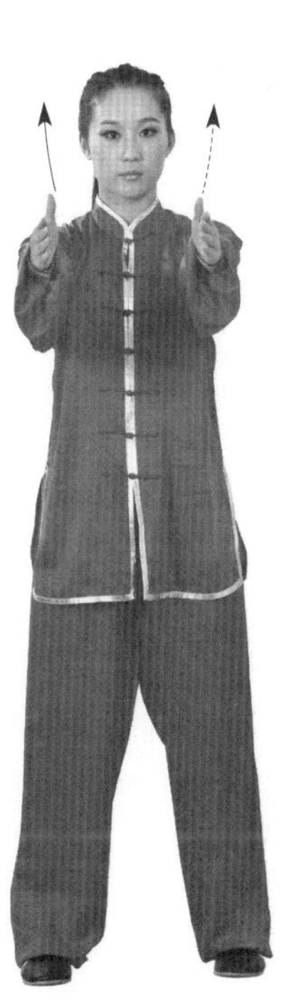

圖2–38

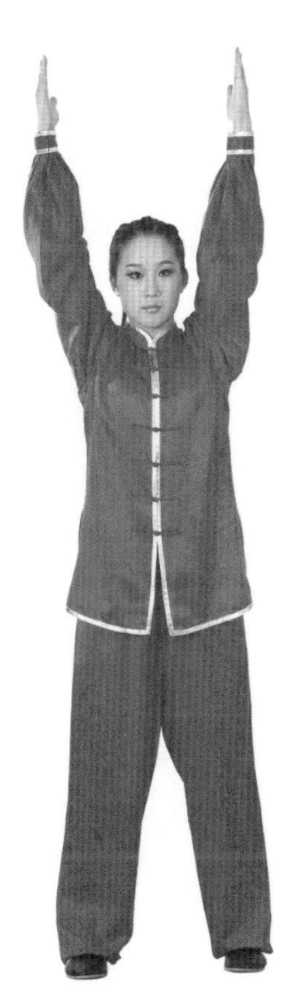

圖2–39

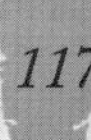

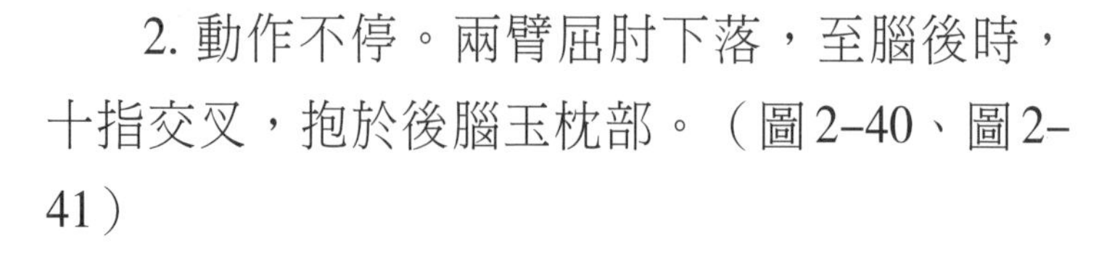

2. 動作不停。兩臂屈肘下落，至腦後時，十指交叉，抱於後腦玉枕部。（圖2-40、圖2-41）

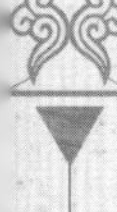

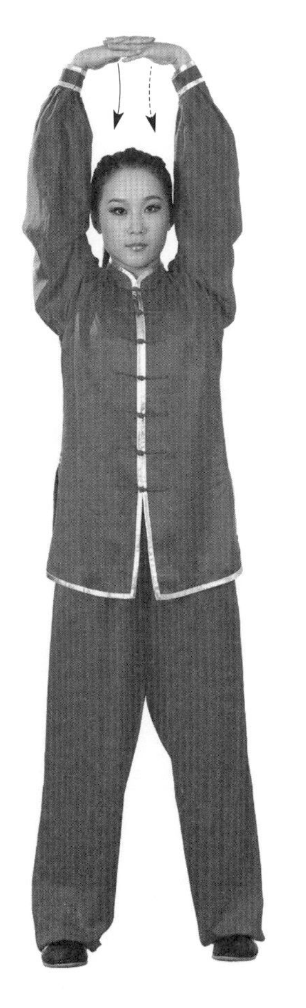

圖2-40

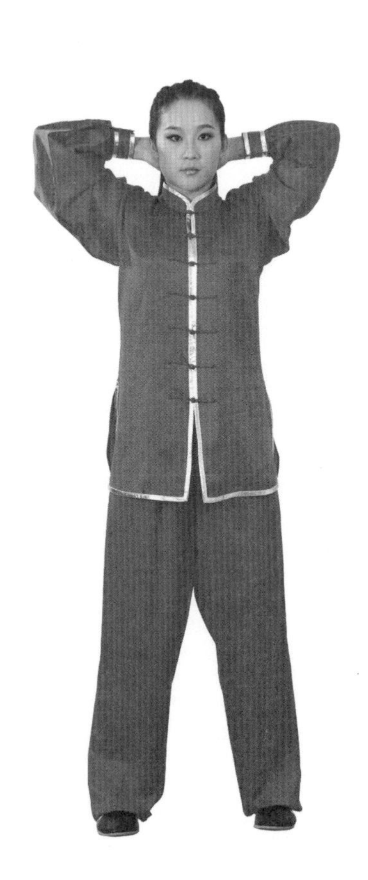

圖2-41

3. 上體左轉約45°。目視左前方。（圖2-42）

4。兩掌抱後腦不變，上體緩緩右傾，左肘臂緩緩上抬，抻拉左脅肋部。隨之目視左斜上方。（圖2-43）

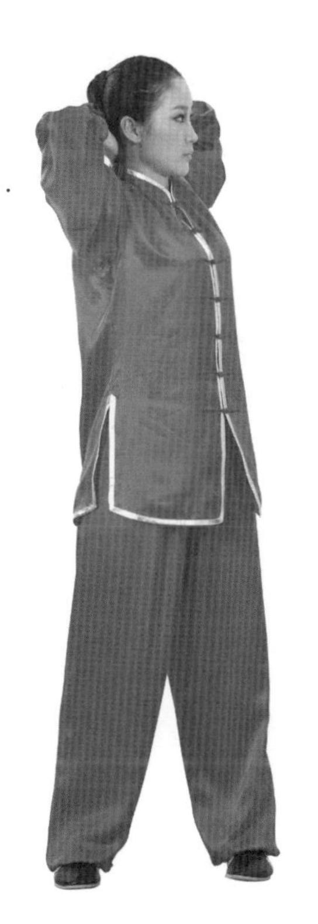

圖2-42

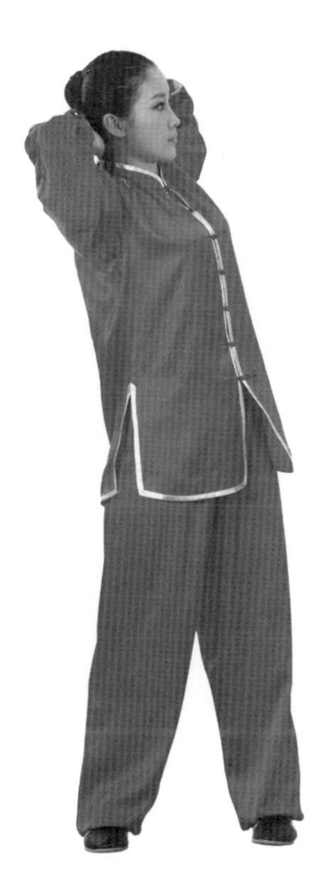

圖2-43

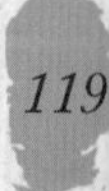

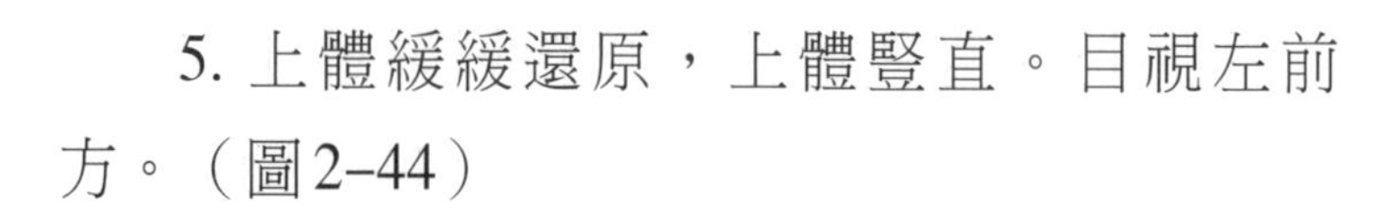

5. 上體緩緩還原，上體豎直。目視左前方。（圖2–44）

6. 上體向右轉正。目視前方。（圖2–45）

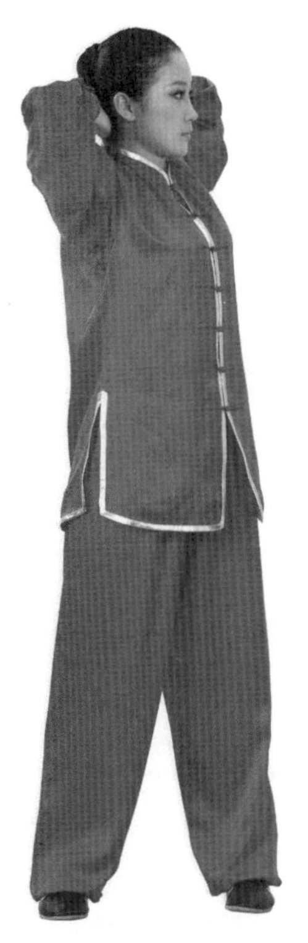

圖2–44

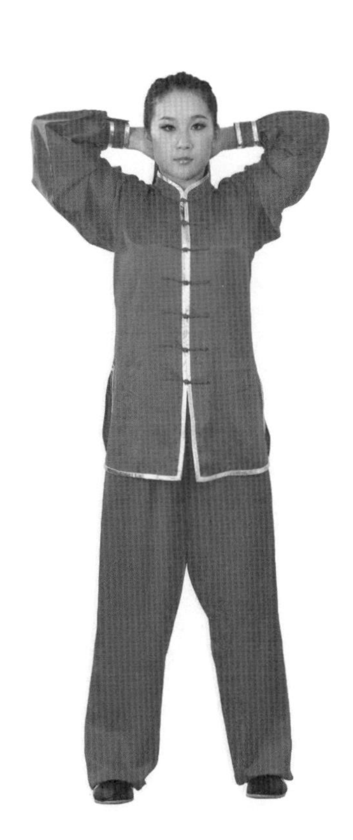

圖2–45

7. 然後，做向右轉動作，方法與左轉相同，唯方向相反。（圖2-46～圖2-48）

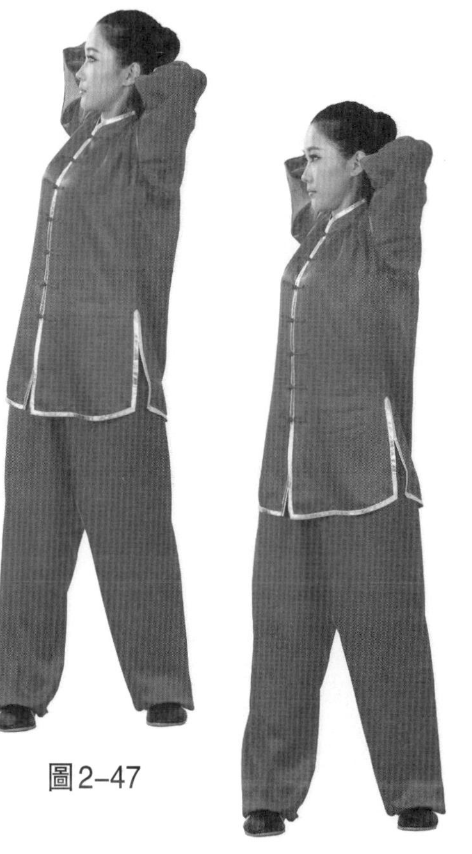

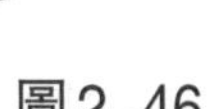

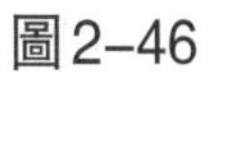

圖2-46

圖2-47

圖2-48

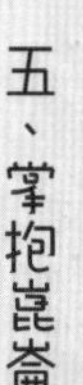

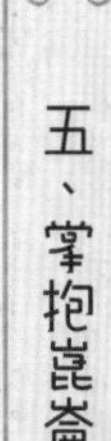

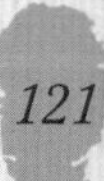

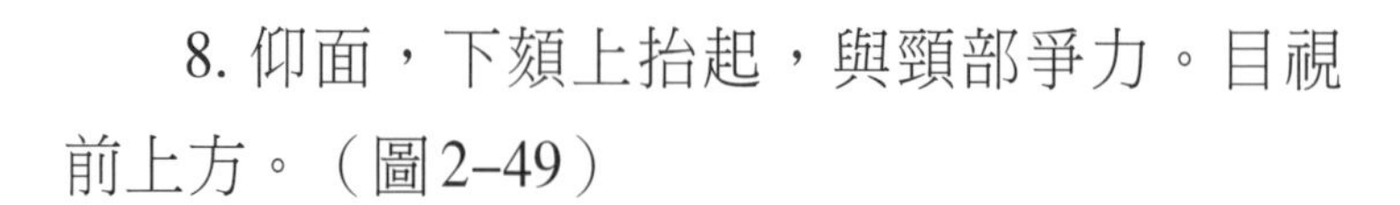

8. 仰面，下頦上抬起，與頸部爭力。目視前上方。（圖2–49）

9. 兩臂緩緩向前合肘，隨之下頦內收。（圖2–50）

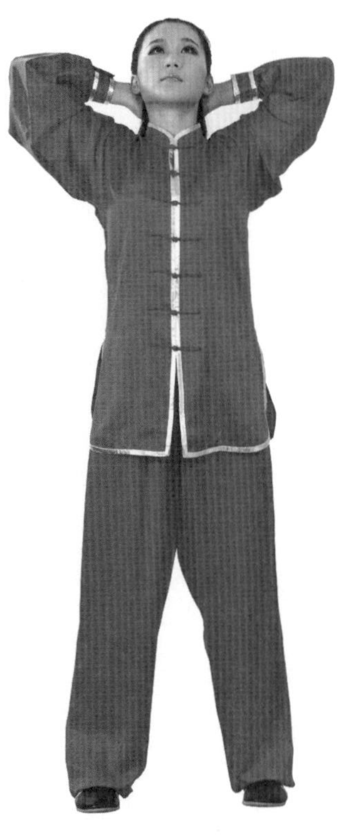

圖2–49

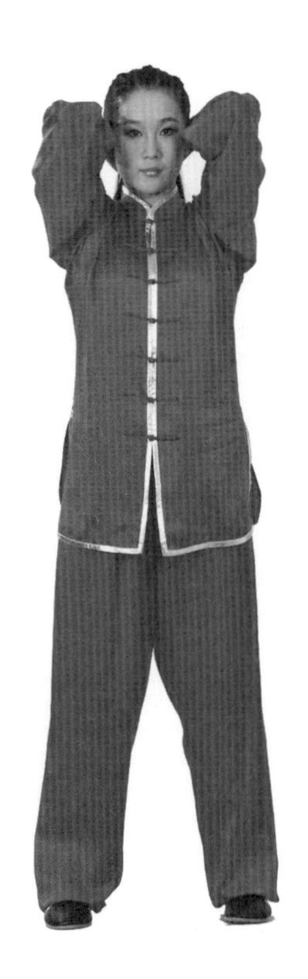

圖2–50

10. 兩掌抱住後腦下按，含頦低頭。目視腹部。（圖2–51）

11. 兩掌分開貼兩頰下移，兩掌根貼下頜成托抱狀。接著，仰面向天，目視上方。（圖2–52、圖2–53）

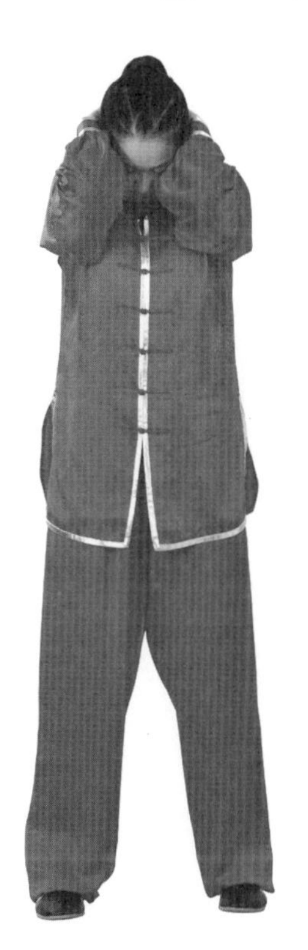

圖2–51

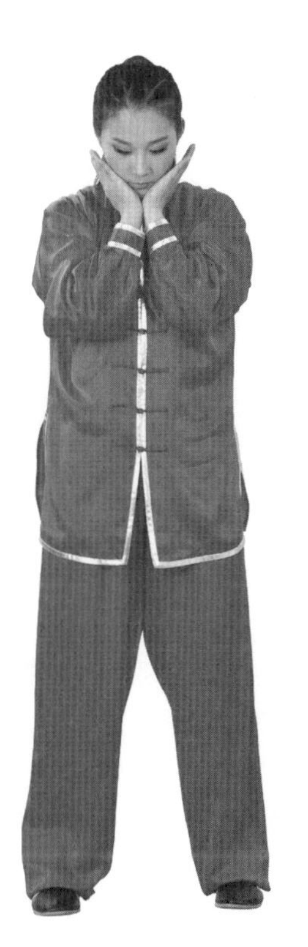

圖2–52

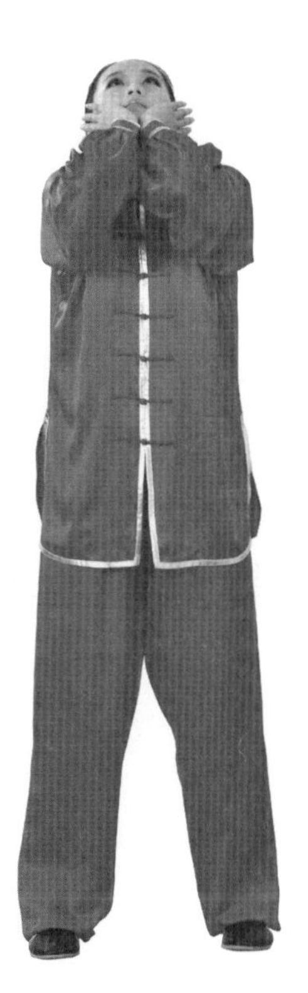

圖2–53

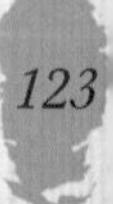

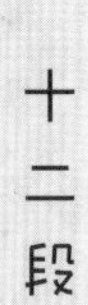

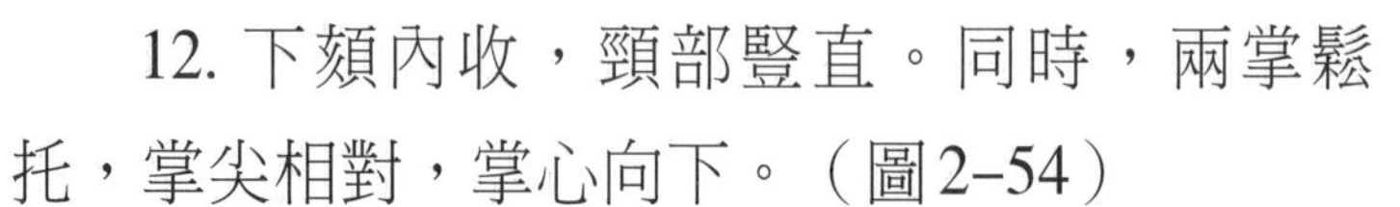

12. 下頦內收，頸部豎直。同時，兩掌鬆托，掌尖相對，掌心向下。（圖2–54）

13. 兩掌沿體前下按至小腹前時，臂外旋變指尖斜向下收於腰間，掌心向裡。目視前方。（圖2–55、圖2–56）

上述動作反覆做3遍。

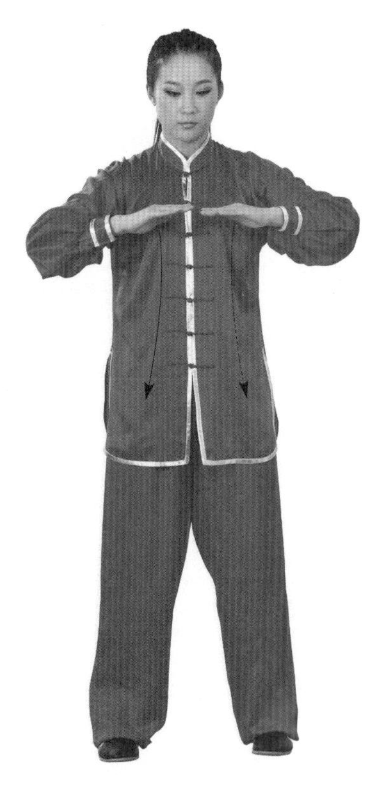

圖2–54

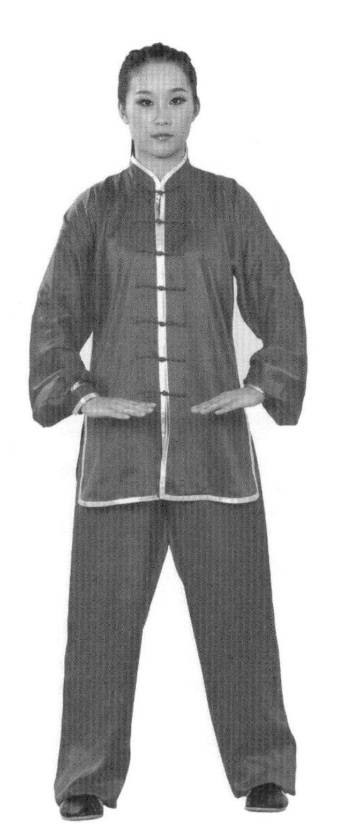

圖2–55

14. 第3遍最後一動時，兩掌按至腹前後握拳抱於腰間，拳心向裡，拳眼向上。目視前方。（圖2–57）

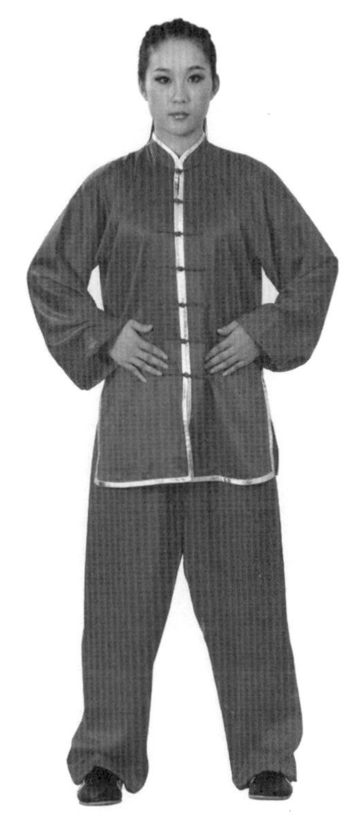
圖2–56

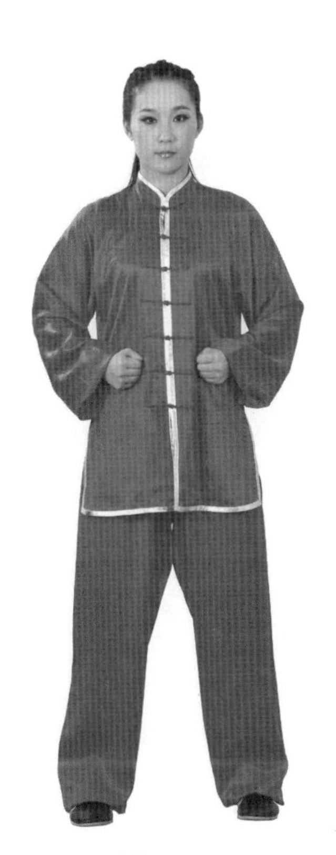
圖2–57

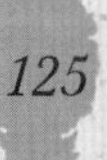

六 搖轉轆轤勢

【練法】

1. 兩拳後移置於腰後，拳背貼於腎腧穴處，拳心向後。目視前方。（圖2–58）

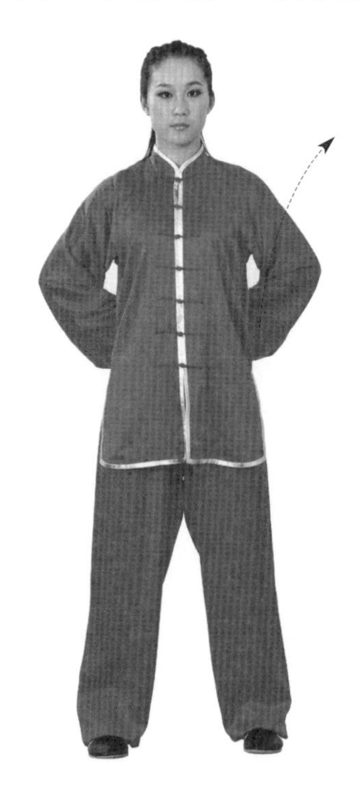

圖2–58

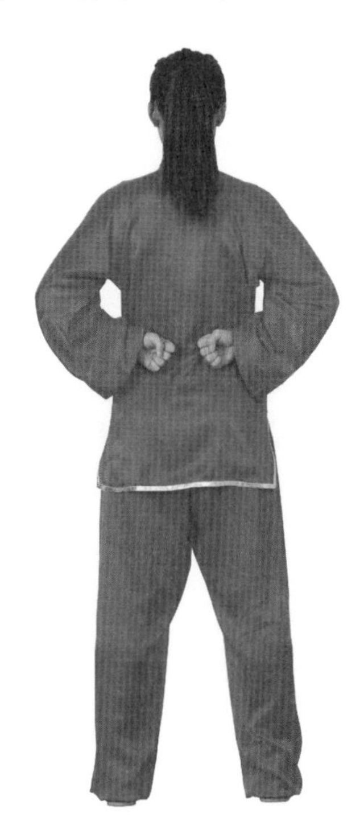

圖2–58附

2. 上體左轉約45°，右拳貼於後腰不變。同時，左拳屈腕上提至左肩前，拳心向下。（圖2–59）

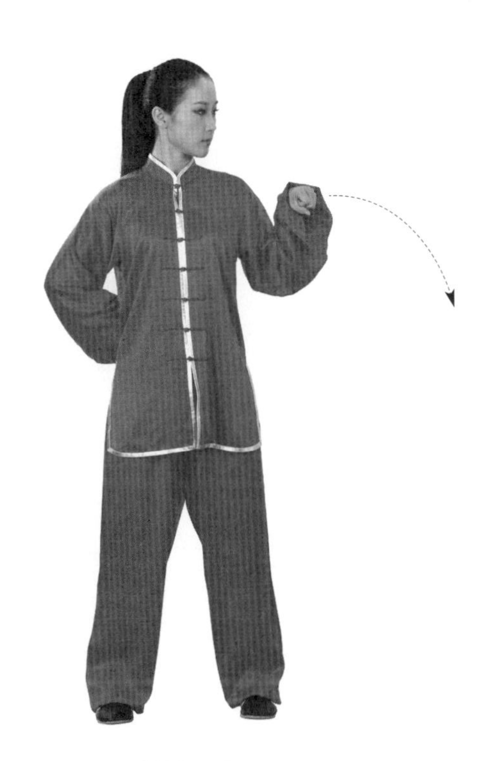

圖2–59

3. 動作不停。向左側傾身；同時，左腕上翹使拳心向前、向左前方約45°前伸。接著，左拳向左前直臂下落，拳心向下，高與胯平。（圖2-60、圖2-61）

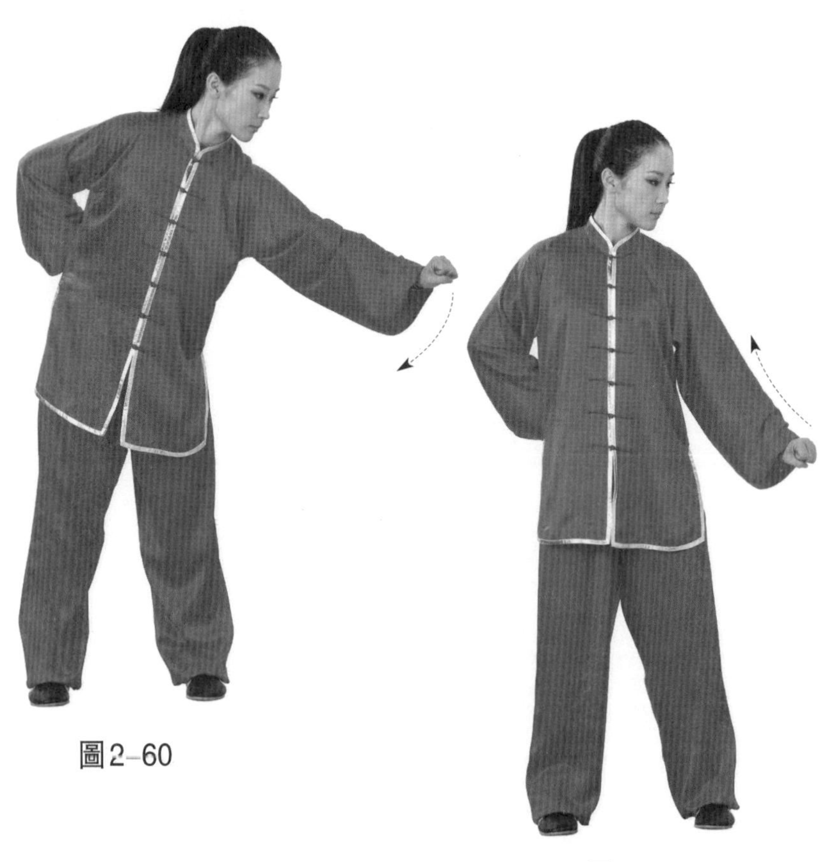

圖2-60

圖2-61

4. 動作不停。上體左轉立起。同時，左拳回拉收至左肩前，屈腕，拳眼向後。（圖2-62）

上述動作連續練習6遍，即左搖轉轆轤。

5. 當第6遍結束時，上體向右轉正，左拳收至腰後腎腧穴處，拳心向後。（圖2-63）

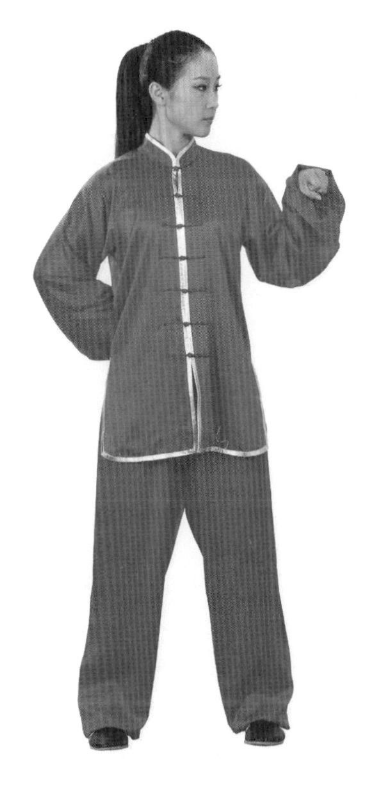

圖2-62

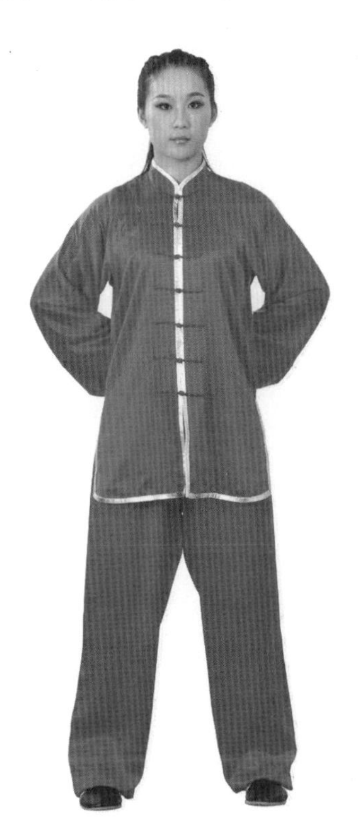

圖2-63

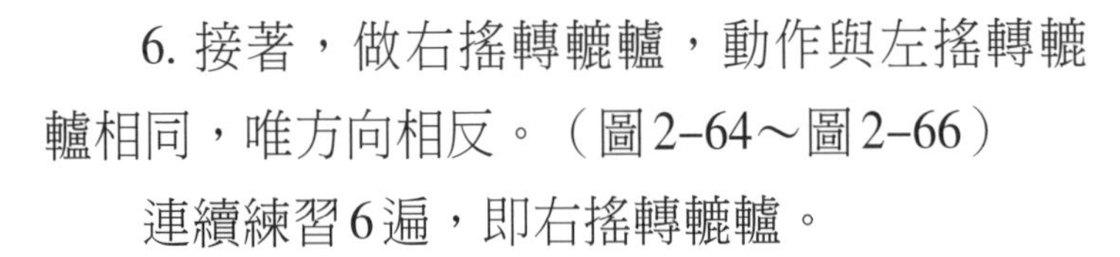

6. 接著，做右搖轉轆轤，動作與左搖轉轆轤相同，唯方向相反。（圖2–64～圖2–66）

連續練習6遍，即右搖轉轆轤。

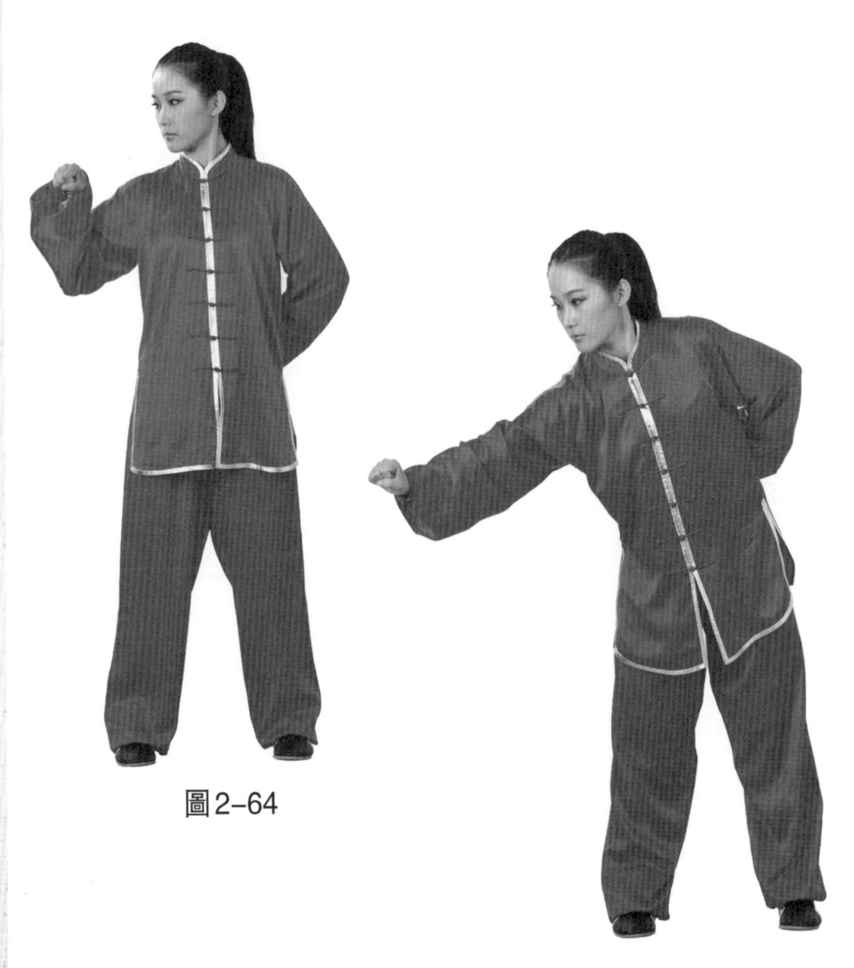

圖2–64

圖2–65

7. 當第6遍結束時，上體向左轉正。右拳收至腰後腎腧穴處，拳心向後。目視前方。（圖2–67）

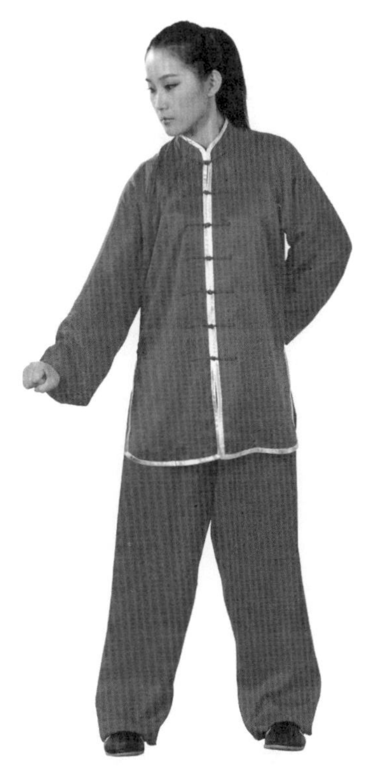

圖2–66

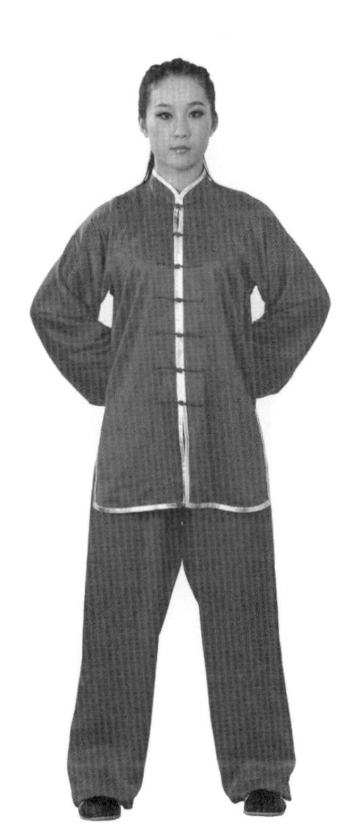

圖2–67

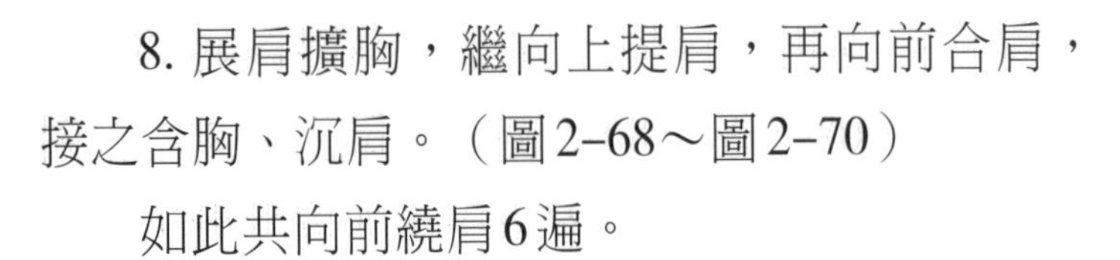

8. 展肩擴胸，繼向上提肩，再向前合肩，接之含胸、沉肩。（圖2–68～圖2–70）

如此共向前繞肩6遍。

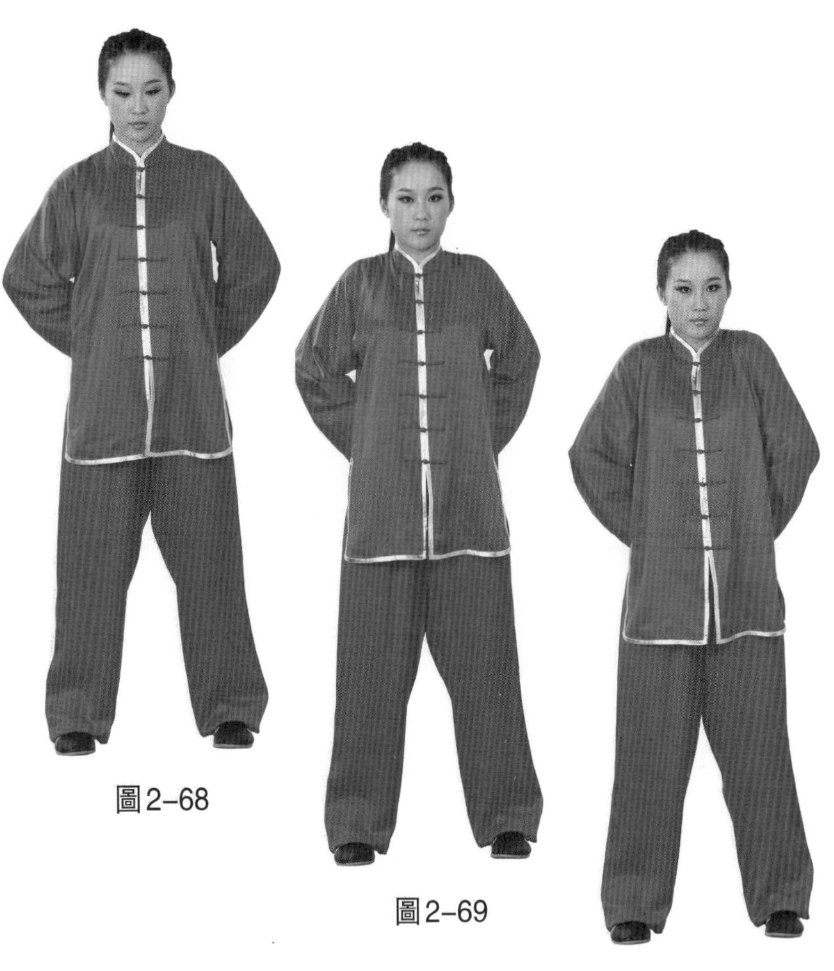

圖2–68

圖2–69

圖2–70

9. 接著，反方向繞動雙肩6遍。（圖2-71～圖2-75）

如此共向後繞肩6遍。

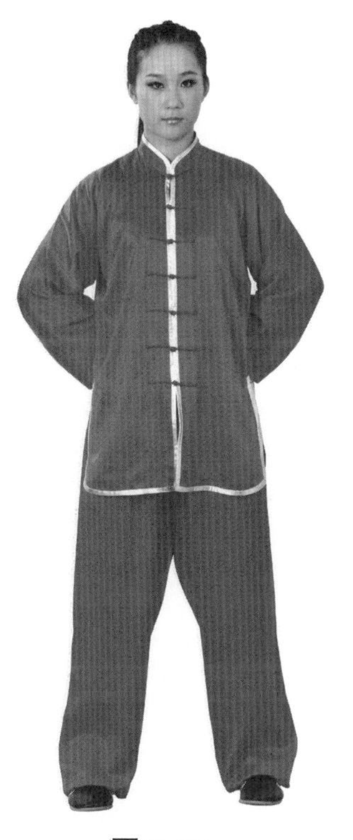

圖2-71

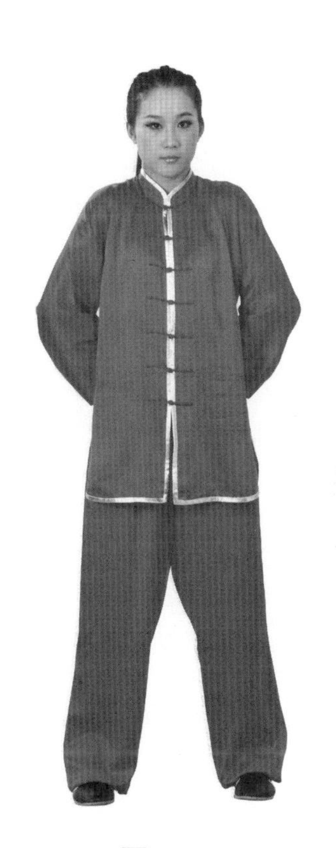

圖2-72

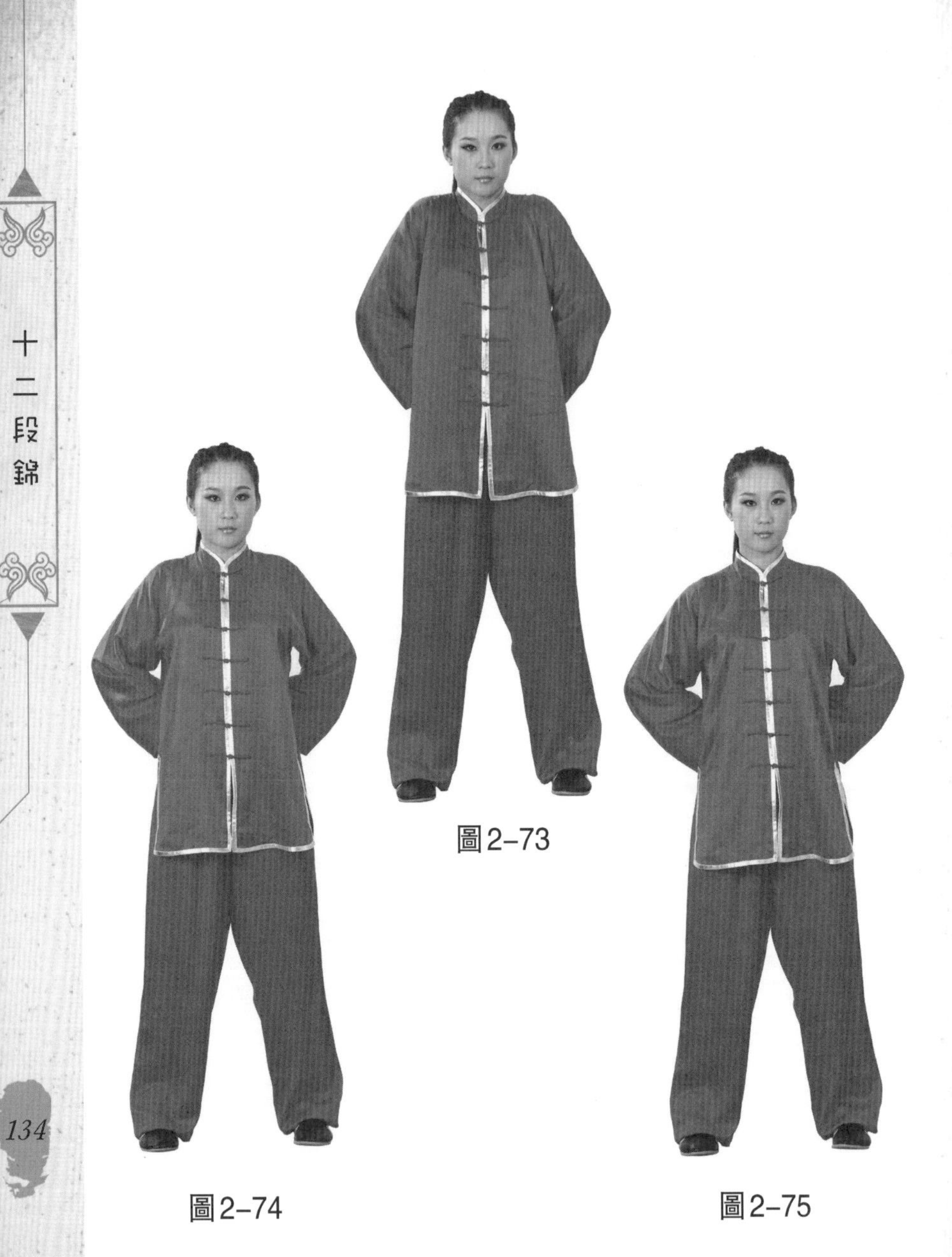

圖2-73

圖2-74

圖2-75

10. 兩拳變掌，掌尖向下，虎口貼肋上提置於肩上，沉肩墜肘。（圖2-76、圖2-77）

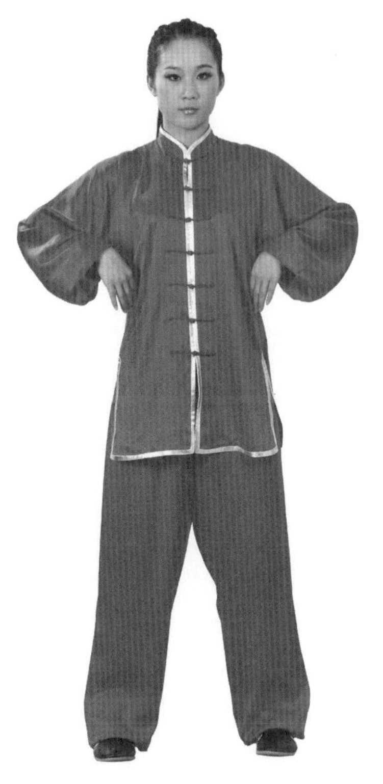
圖2-76

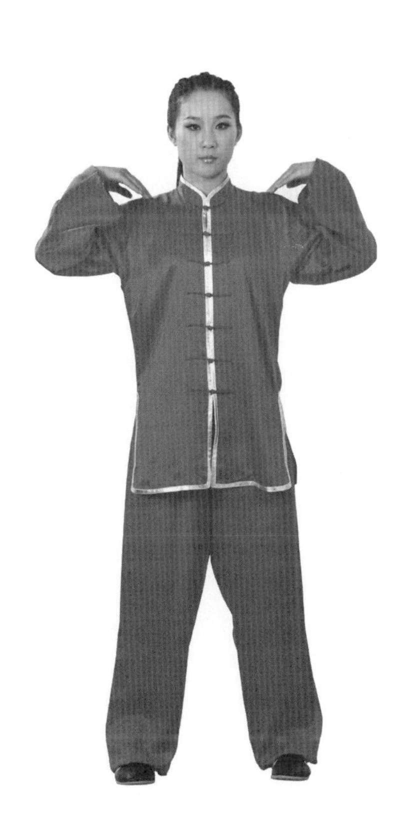
圖2-77

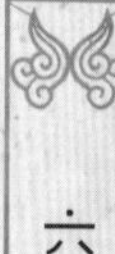

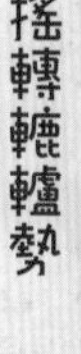

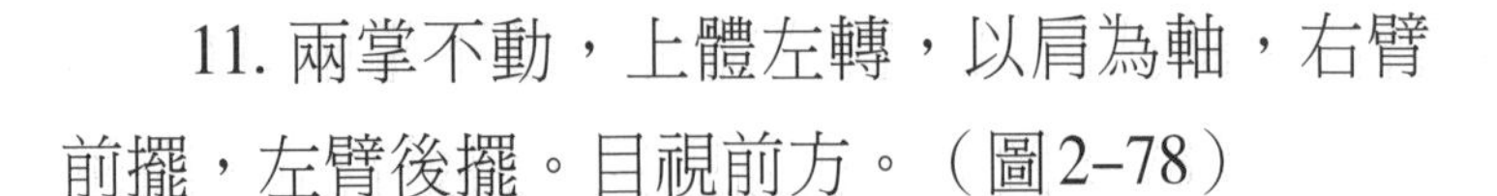

11. 兩掌不動，上體左轉，以肩為軸，右臂前擺，左臂後擺。目視前方。（圖2-78）

12. 動作不停。上體向右轉，左臂前擺，右臂後擺。目視前方。（圖2-79）

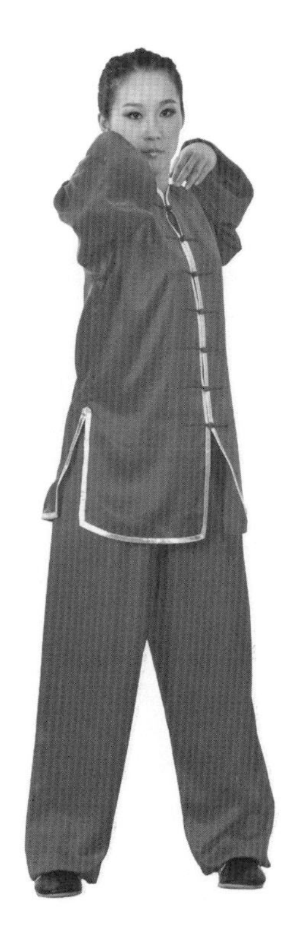

圖2-78

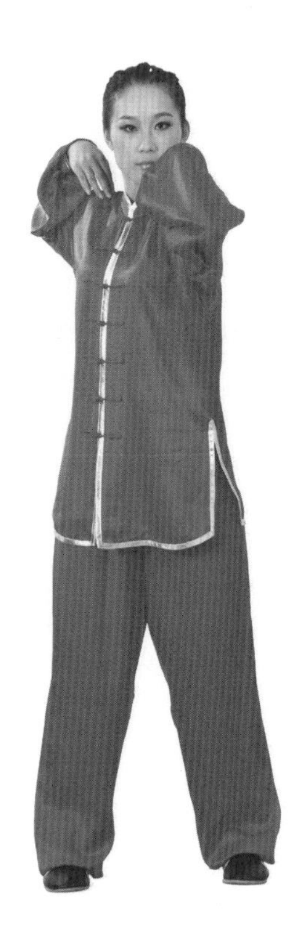

圖2-79

13. 繼續右臂前擺，左臂後擺，成循環動作。（圖2-80、圖2-81）

14. 動作不停。上體向左轉正，兩臂下落，肘尖向下。（圖2-82）

連續練習前後交叉繞肩動作6遍。

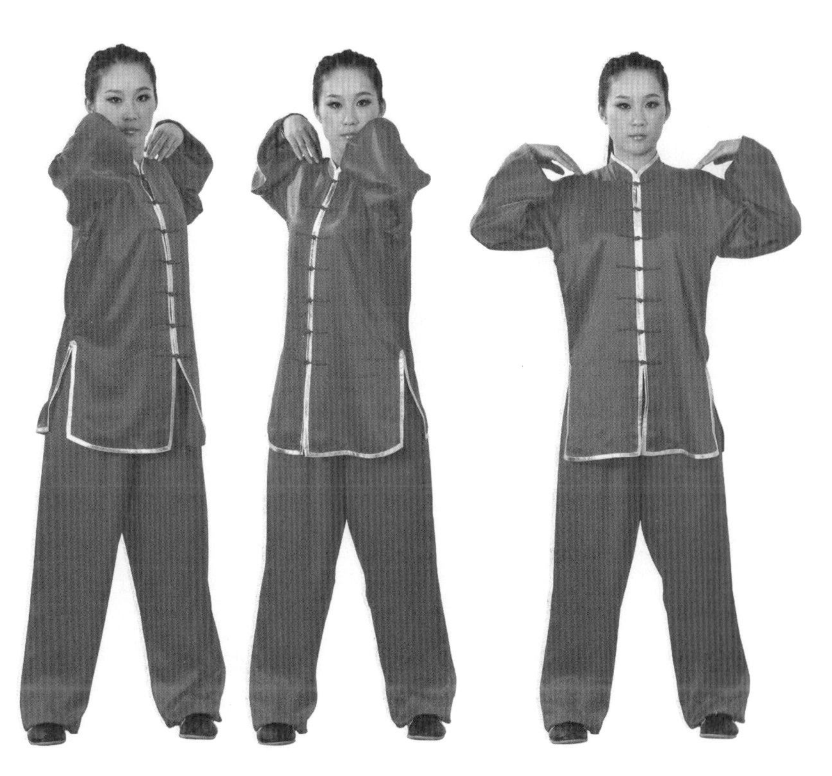

圖2-80　圖2-81　圖2-82

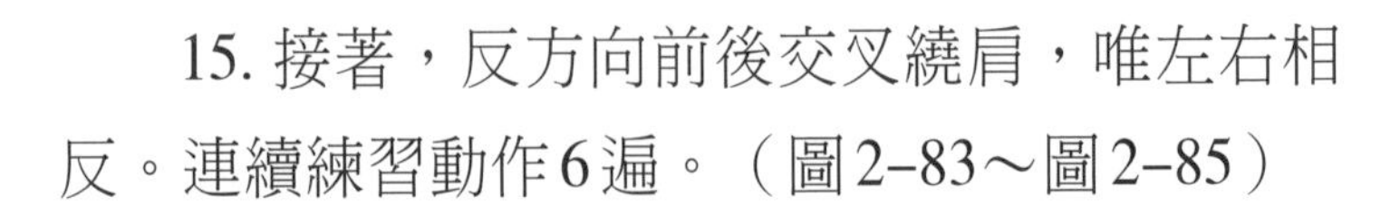

15. 接著，反方向前後交叉繞肩，唯左右相反。連續練習動作6遍。（圖2-83～圖2-85）

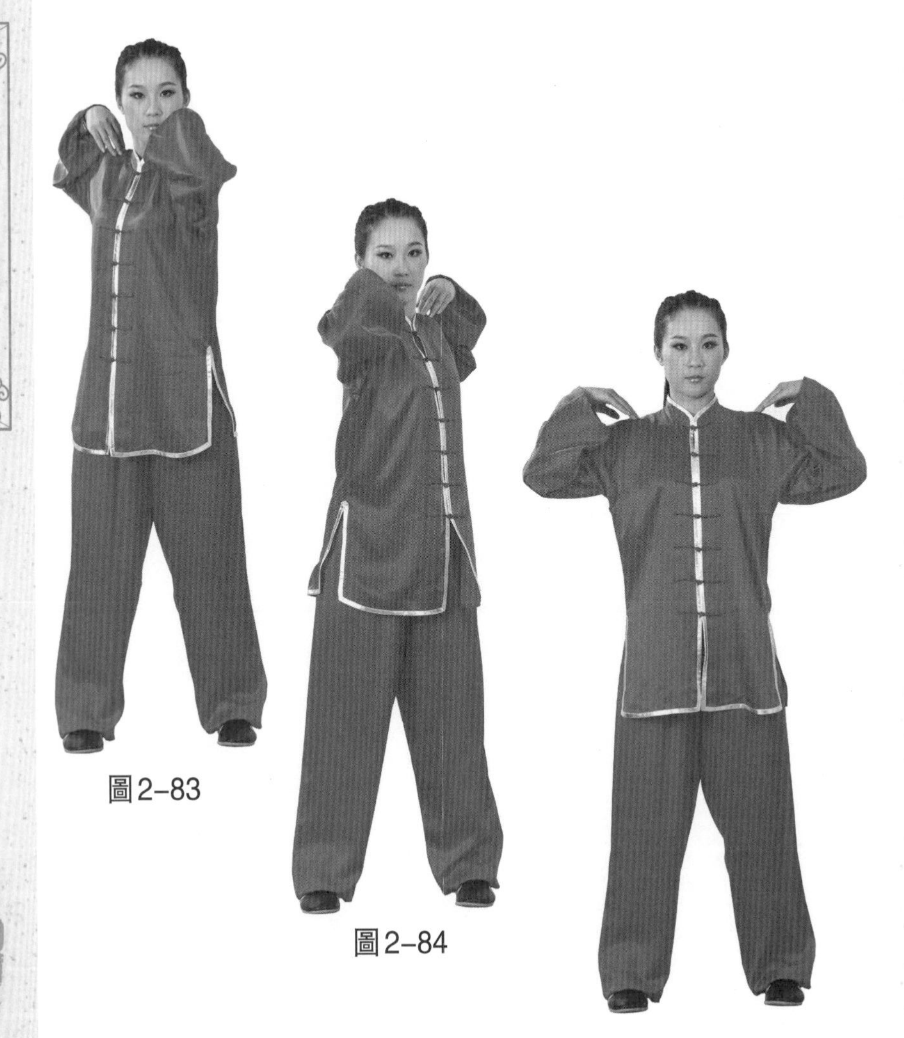

圖2-83

圖2-84

圖2-85

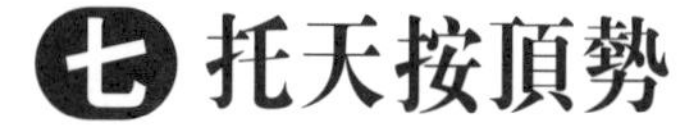

七 托天按頂勢

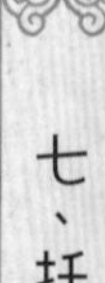

【練法】

1. 兩掌虎口沿肩前、過腋脅，貼肋下插至髖關節外側。正身開步直立。（圖2–86～圖2–88）

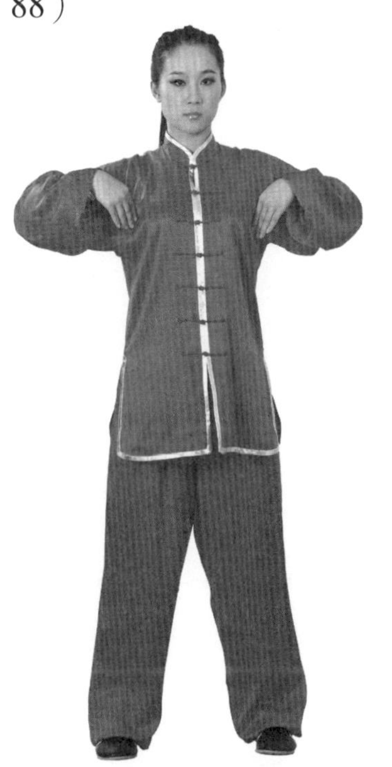

圖2–86

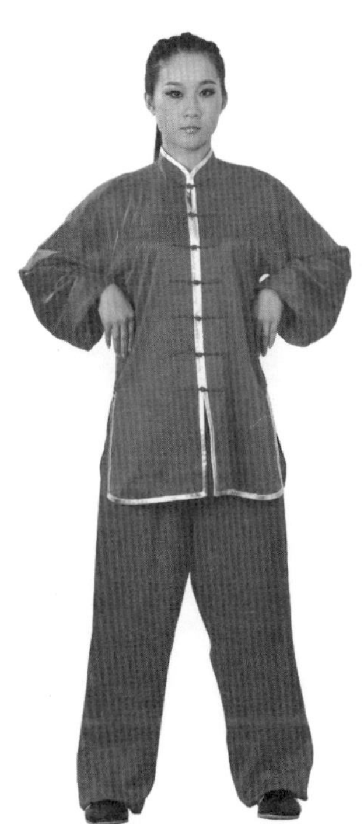

圖2–87

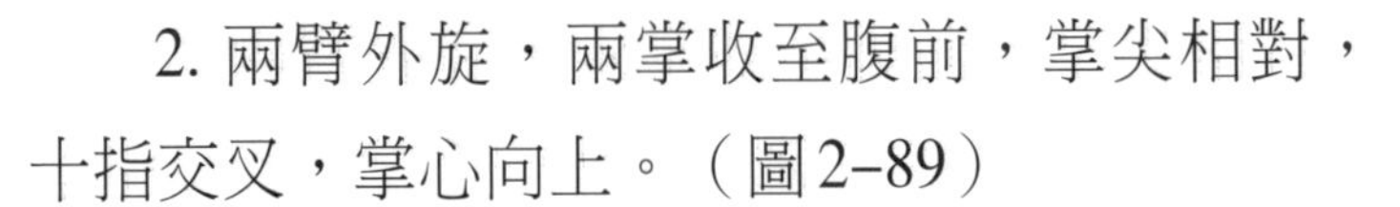

2. 兩臂外旋，兩掌收至腹前，掌尖相對，十指交叉，掌心向上。（圖2–89）

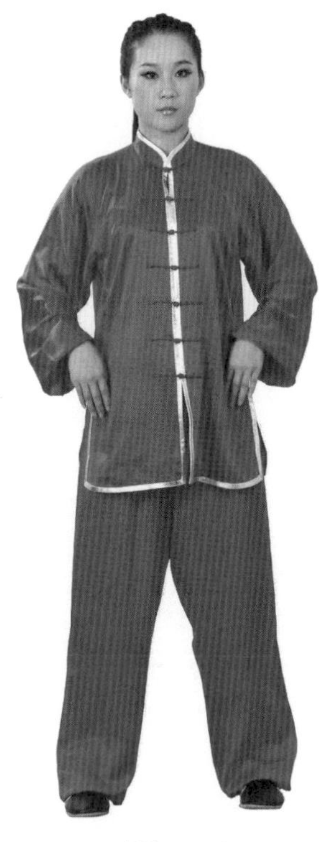

圖2–88

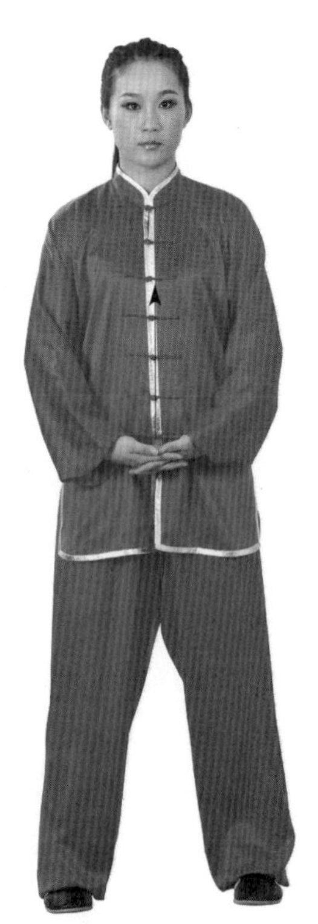

圖2–89

3. 兩掌上托至胸前時，隨之兩臂內旋，兩掌向前外翻；翻至額前成掌心向上時，直臂上托。同時，膝關節挺直，十趾抓地，兩臂儘量上挺，百會上頂勁。（圖2-90、圖2-91）

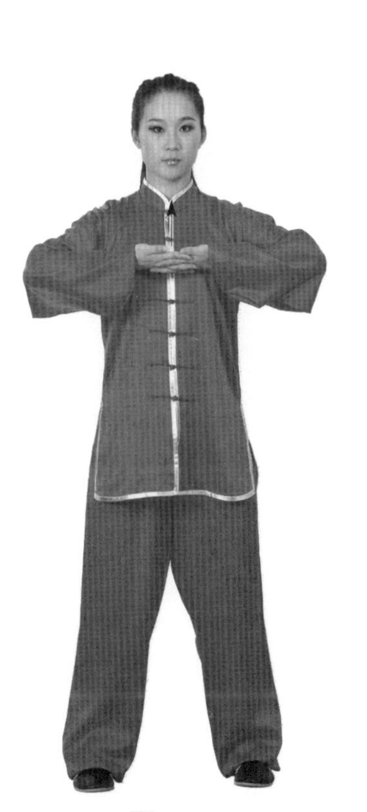

圖2-90

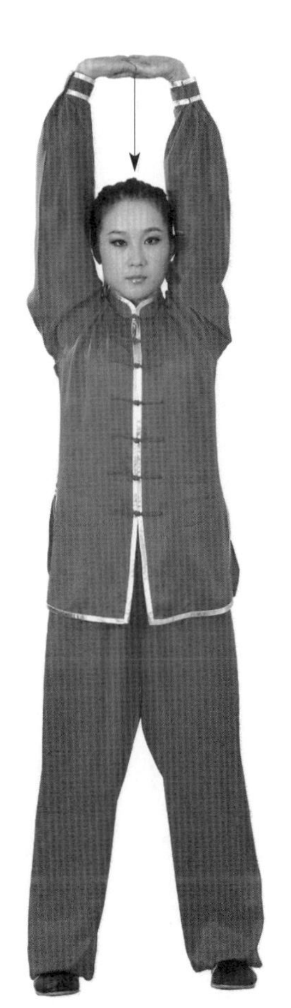

圖2-91

4. 沉肩屈肘，兩掌心翻轉向下落至頭頂，兩掌稍用力下壓。同時，兩腿放鬆。目視前方。（圖2-92）

5. 兩臂內旋，兩掌心翻轉向上，直臂上托。同時，膝關節挺直，腳趾抓地。目視前方。（圖2-93）

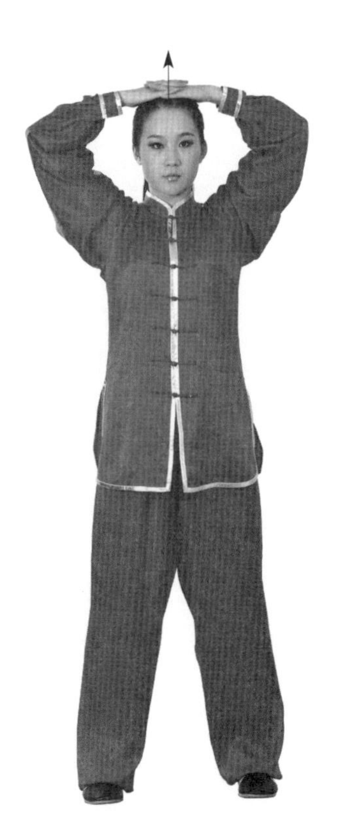

圖2-92

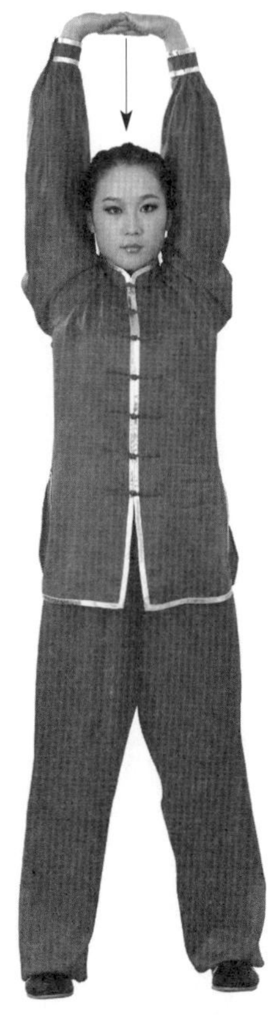

圖2-93

兩掌上托下按為一遍，共做9遍。

6. 第9遍最後，兩掌心翻轉向下落至頭頂，兩掌稍用力下壓。同時，兩腳尖盡力勾緊。目視前方。（圖2–94）

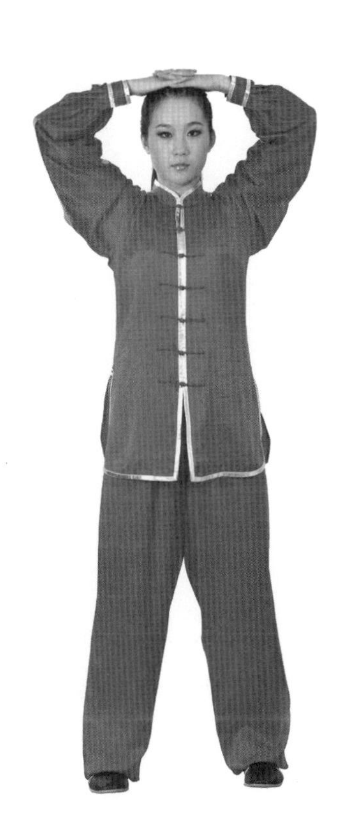

圖2–94

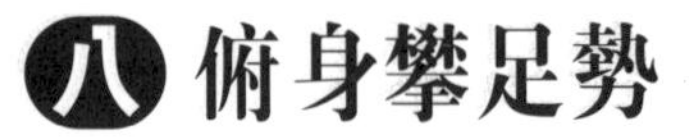

八 俯身攀足勢

【練法】

1. 兩掌分開，直臂上舉，掌心相對，掌尖向上。目視前方。（圖2-95）

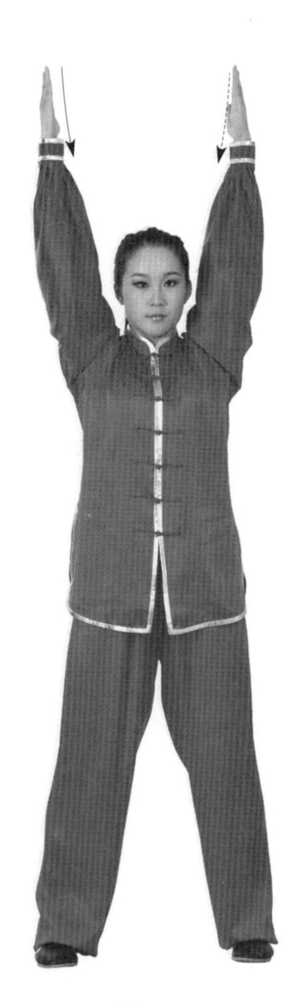

圖2-95

2. 動作不停。上體前俯。同時，兩掌前伸、下落抓握腳掌，拇指壓於腳面，其餘四指鉤住腳前掌。目視腳尖。（圖2–96、圖2–97）

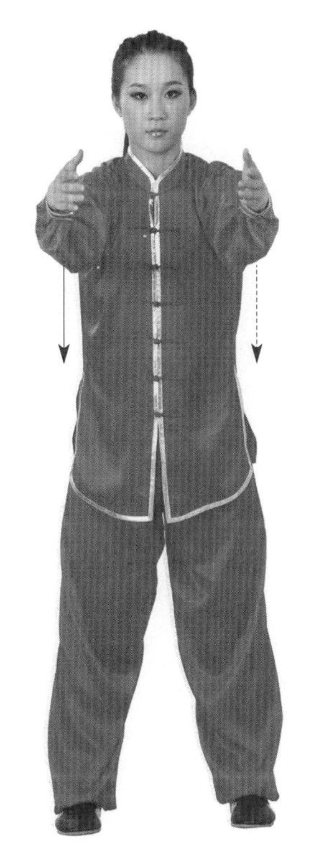

圖2–96

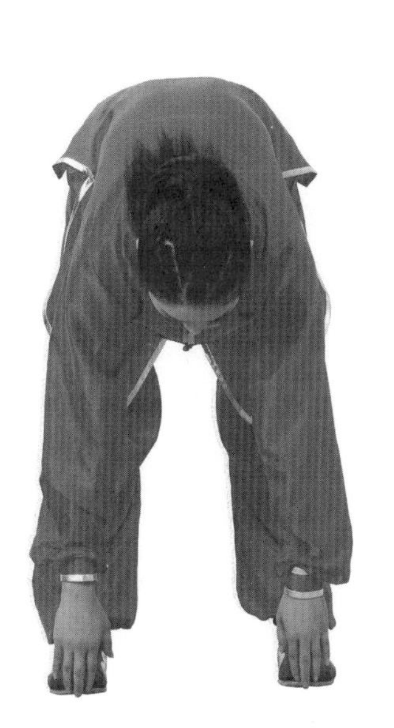

圖2–97

3. 兩腿與腰脊保持抻拉姿勢不變，下頦內收，抻拉脖頸。動作稍停，兩掌回搬，腳尖勾緊；同時，挺膝、塌腰、抬頭。（圖2–98）

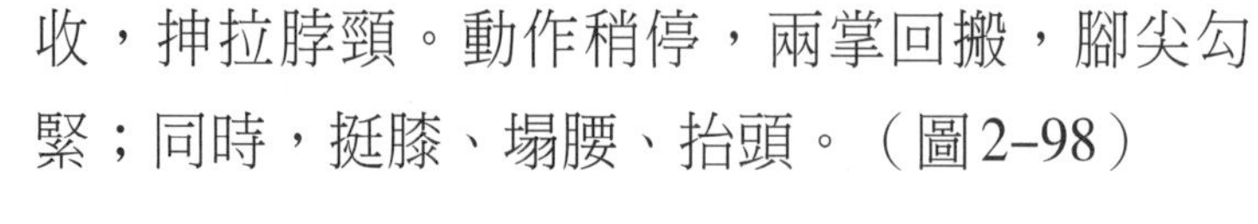

4. 上體立起，頸部豎直。同時，兩掌鬆開，掌心向下，沿腿上屈肘回收，經腰間直臂後伸，掌心向後。目視前方。（圖2–99）

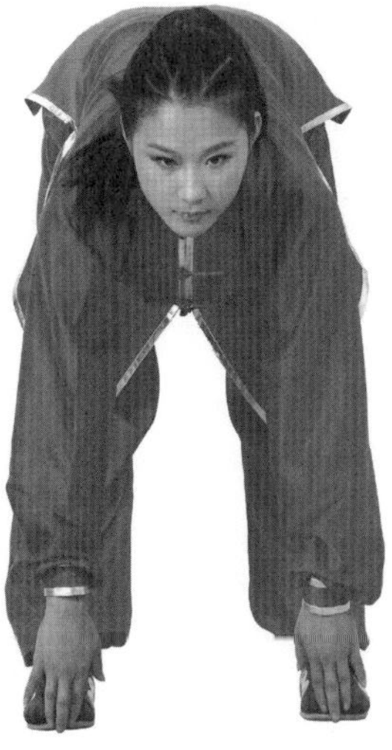

圖2–98

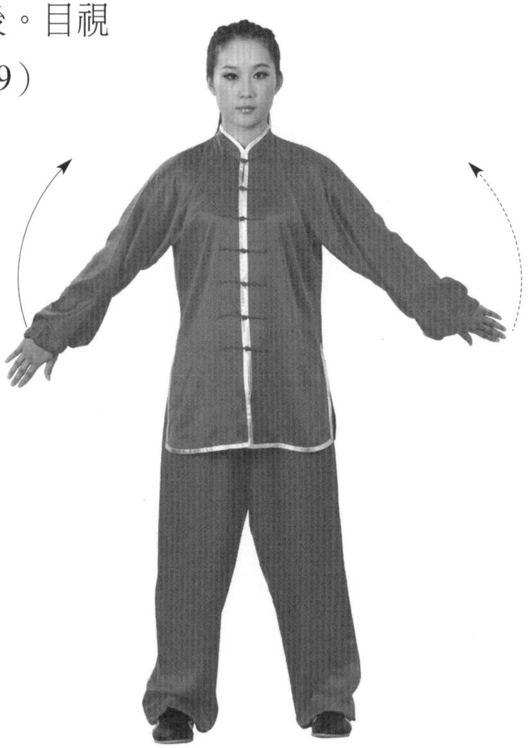

圖2–99

5. 兩臂繼續後展；至兩臂平肩，轉臂成掌心向下，掌尖向外。（圖2-100）

6. 動作不停。上體前俯。同時，兩掌弧形向前抓握腳掌。目視腳尖。（圖2-101）

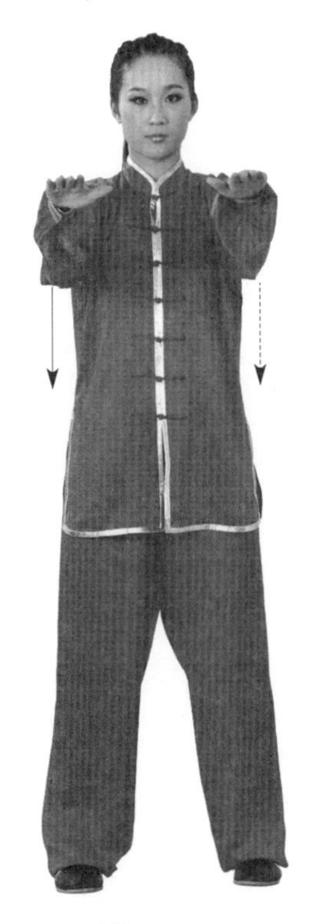

圖2-100

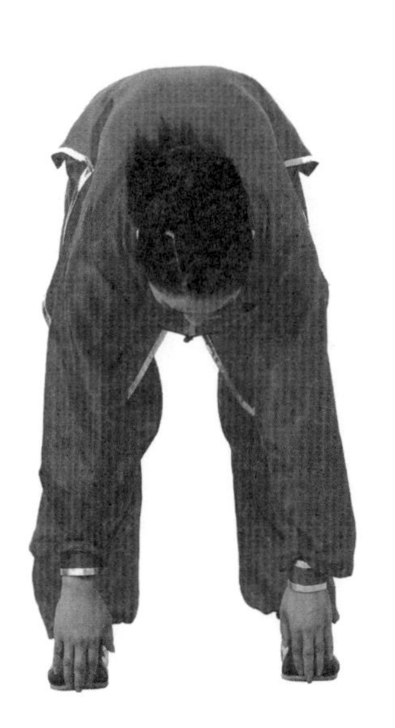

圖2-101

7. 搬腳、下頦內收。繼抬頭、抻拉脖頸。（圖2-102）

重複4遍，共計6遍。

8. 第6遍結束後，上體立起，頸部豎直。同時，兩掌收抱腰間，掌心向裡。（圖2-103）

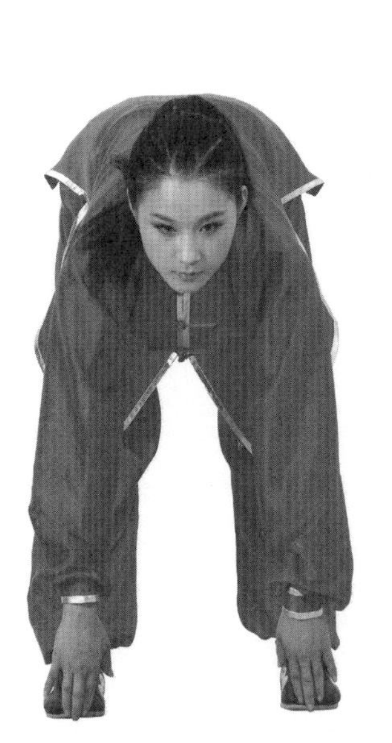

圖2-102

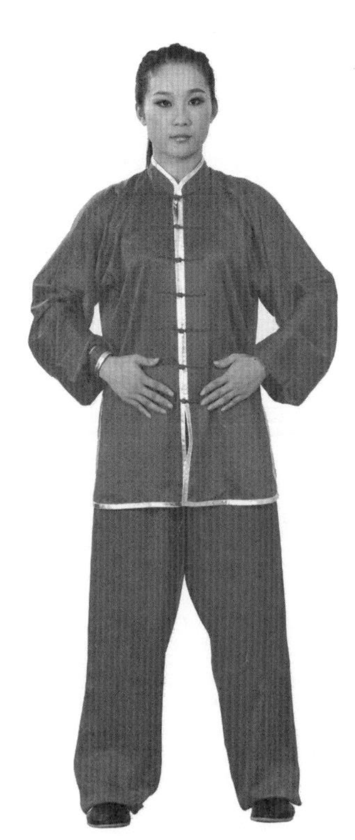

圖2-103

九 背摩精門勢

【練法】

1. 兩掌貼腹部兩側向後摩運；至後腰，轉掌成掌尖向後，按住腎腧穴部位。同時，上體前俯。目視下方。（圖2–104）

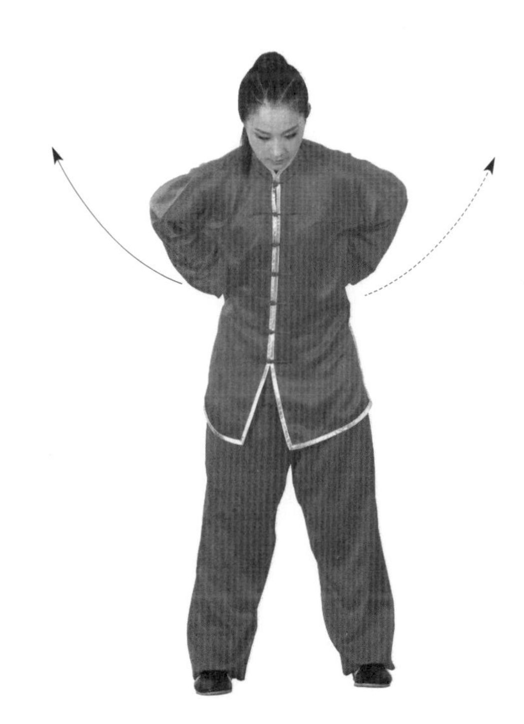

圖2–104

2. 隨著上體前俯，兩掌後伸，掌心向上，直至臂直。目視下方。（圖2–105）

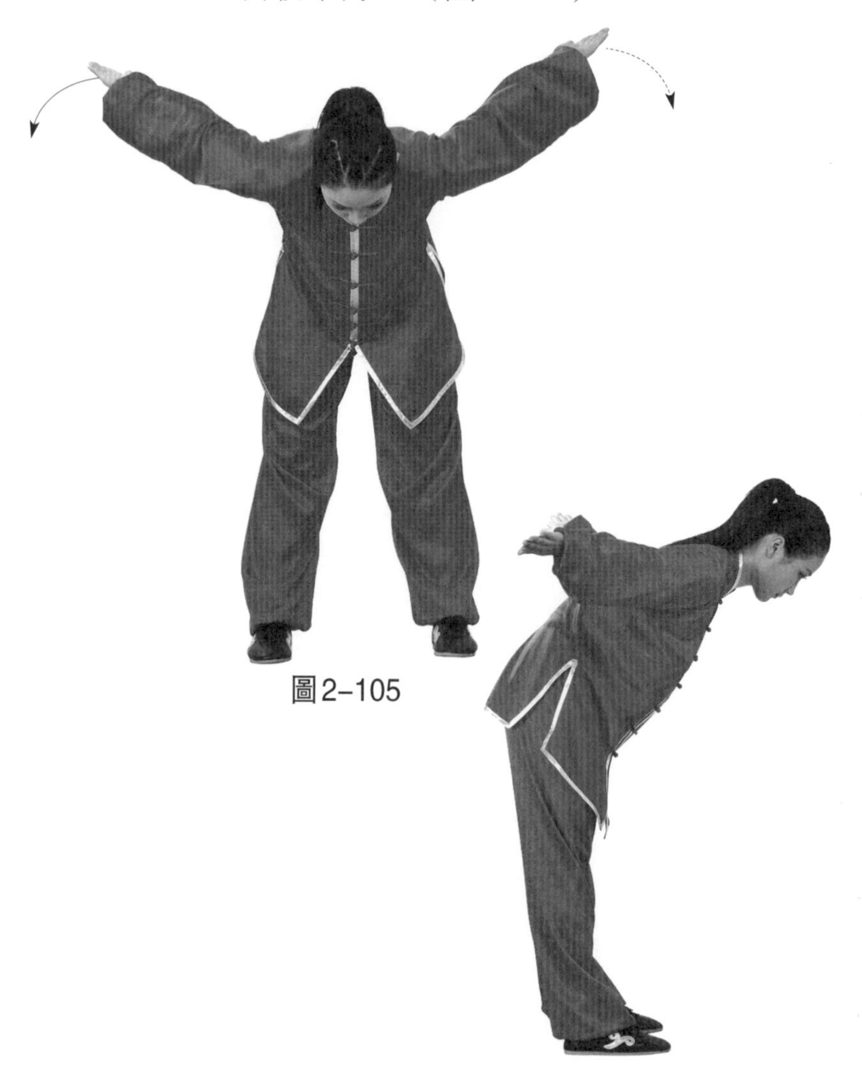

圖2–105

圖2–105附

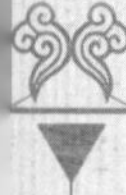

3. 動作不停。兩掌向體側平擺。目視前方。（圖2-106）

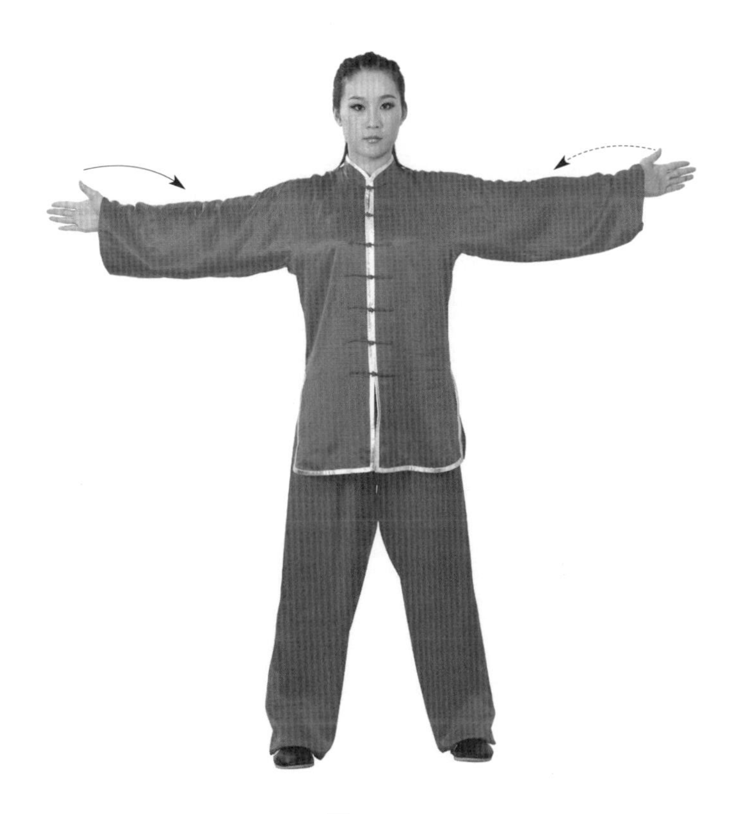

圖2-106

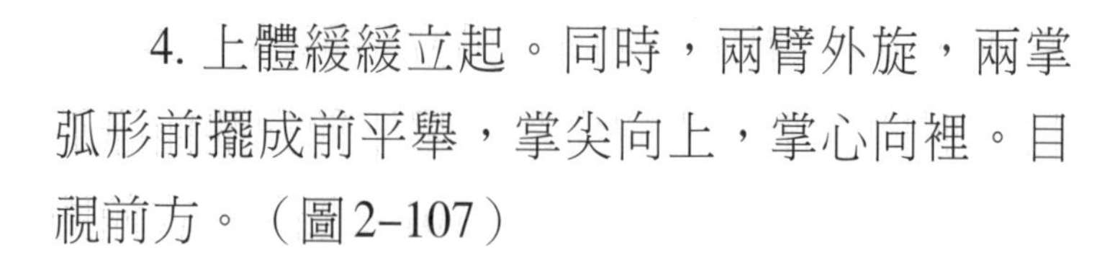

4. 上體緩緩立起。同時，兩臂外旋，兩掌弧形前擺成前平舉，掌尖向上，掌心向裡。目視前方。（圖2-107）

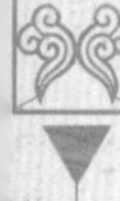

5. 兩臂屈肘合掌於胸前，指尖向上。（圖2-108）

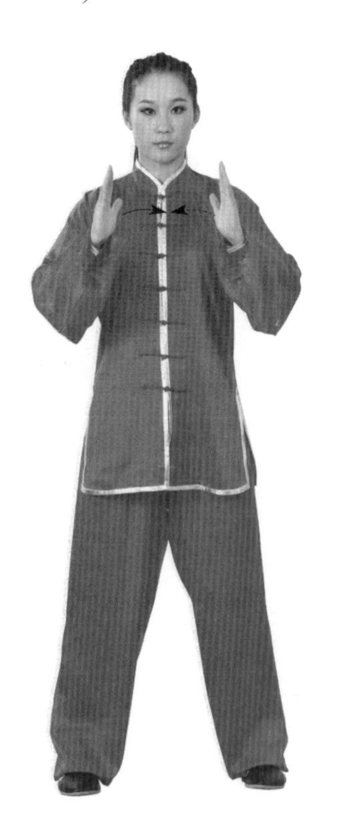

圖2-107

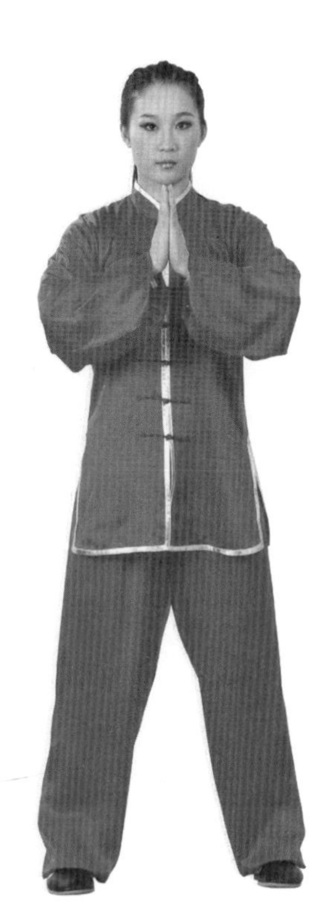

圖2-108

6. 隨後兩掌合緊，擰翻落於小腹前，左掌在上。目視前方。（圖2-109、圖2-110）

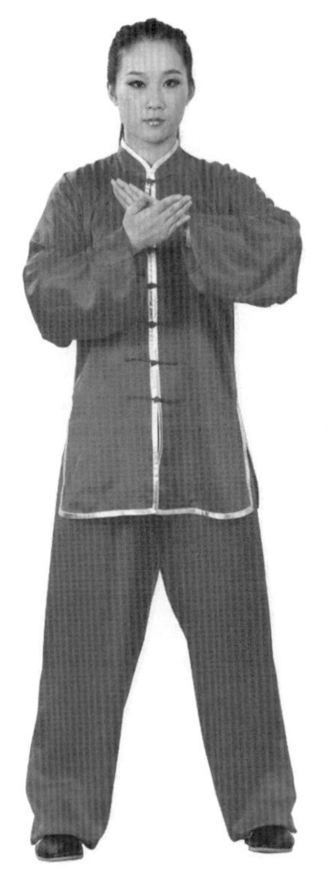

圖2-109

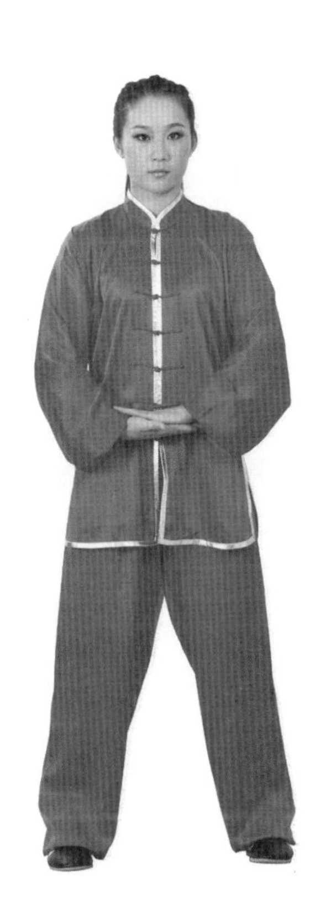

圖2-110

7. 動作不停。兩掌合緊，向上抬起。（圖2-111、圖2-112）

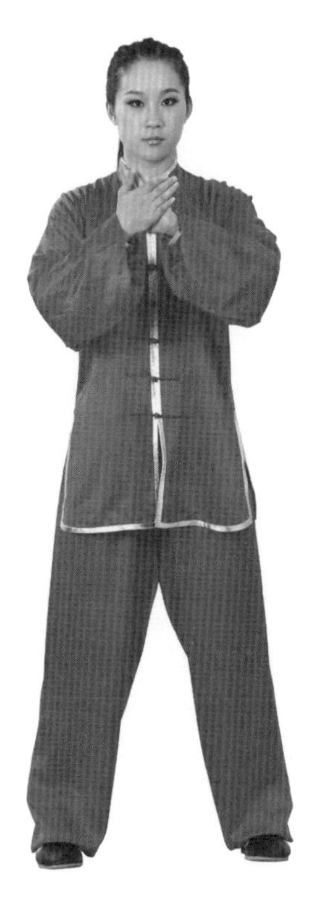

圖2-111

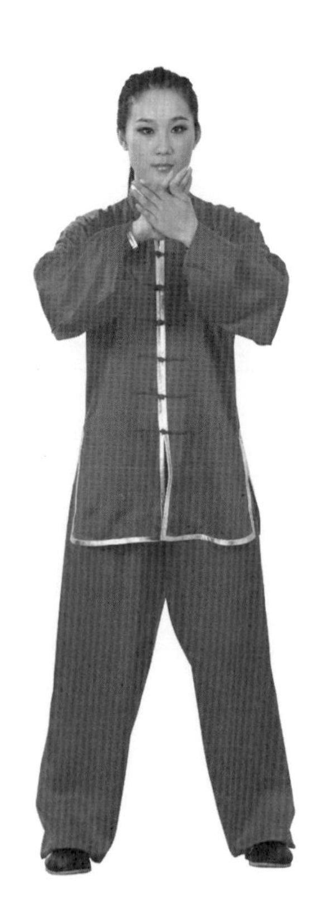

圖2-112

8. 繼續擰翻落於小腹前，右掌在上。（圖2–113）

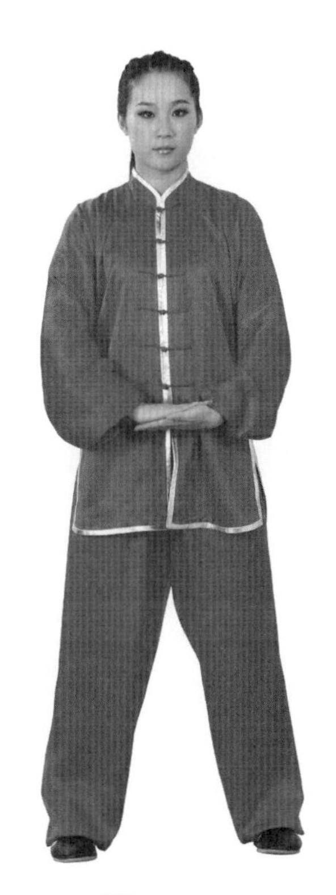

圖2–113

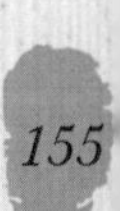

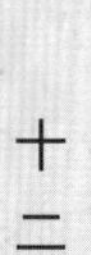

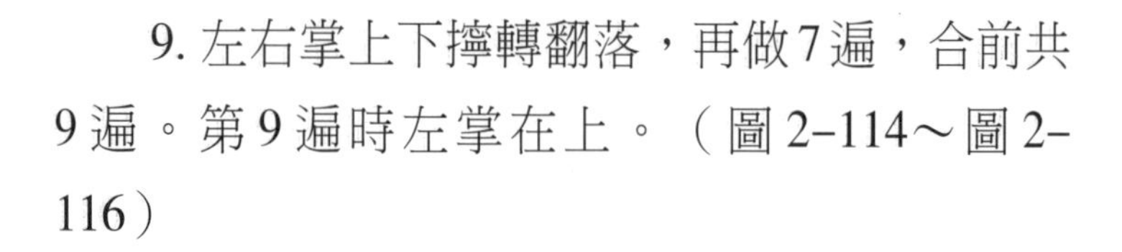

9. 左右掌上下擰轉翻落，再做7遍，合前共9遍。第9遍時左掌在上。（圖2-114～圖2-116）

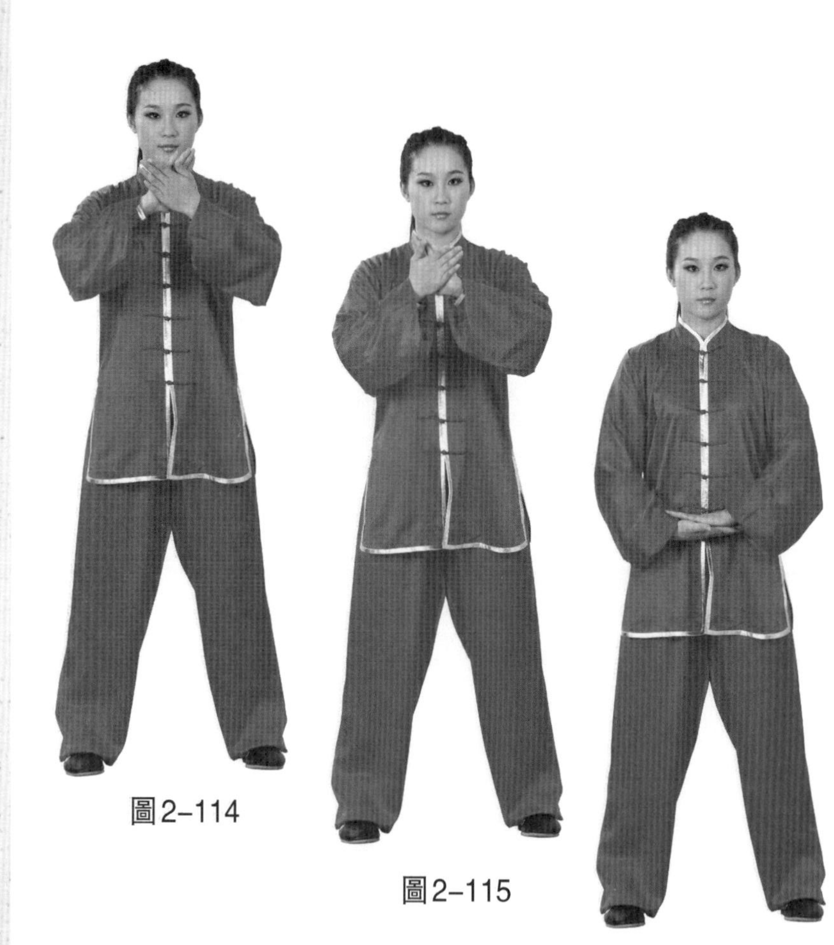

圖2-114

圖2-115

圖2-116

10. 接著，左臂外旋，右臂內旋，兩掌貼腹部兩側向後摩運；至後腰處，轉掌尖向下。目視前方。（圖2–117、圖2–118）

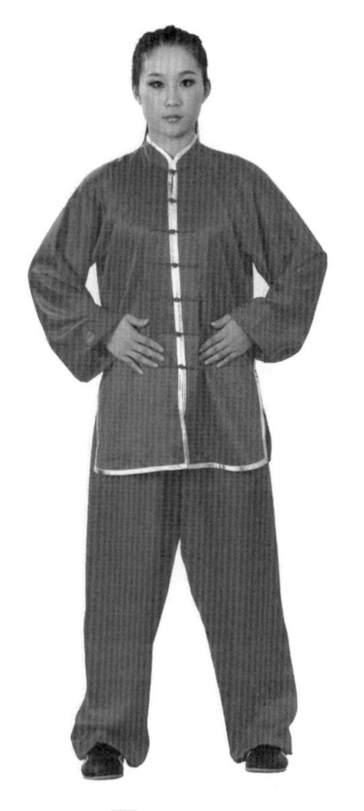

圖2–117

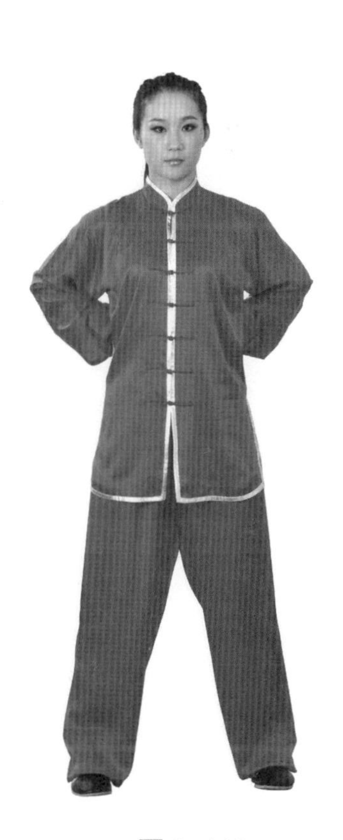

圖2–118

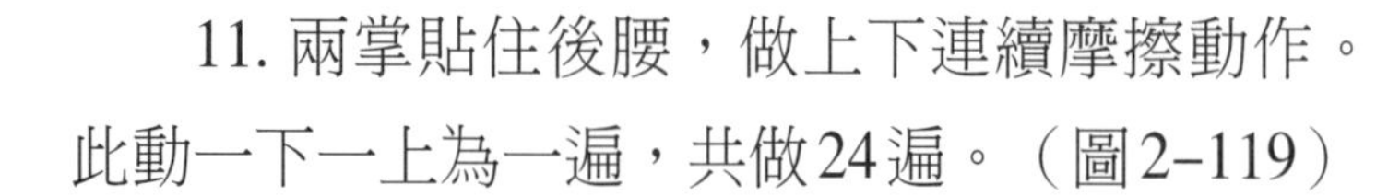

11. 兩掌貼住後腰，做上下連續摩擦動作。此動一下一上為一遍，共做24遍。（圖2-119）

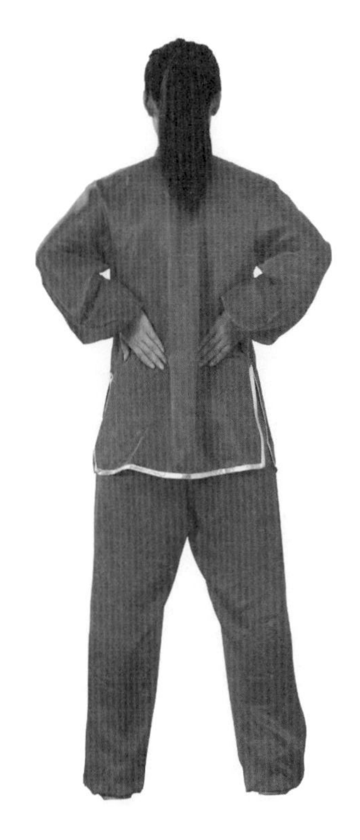

圖2-119

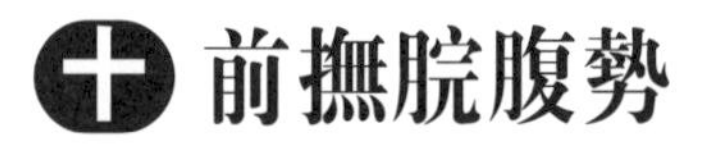

十 前撫脘腹勢

【練法】

1. 兩掌稍向上提，轉掌身前，貼肋前摩運；至腋前、乳下，掌尖相對。（圖2-120）

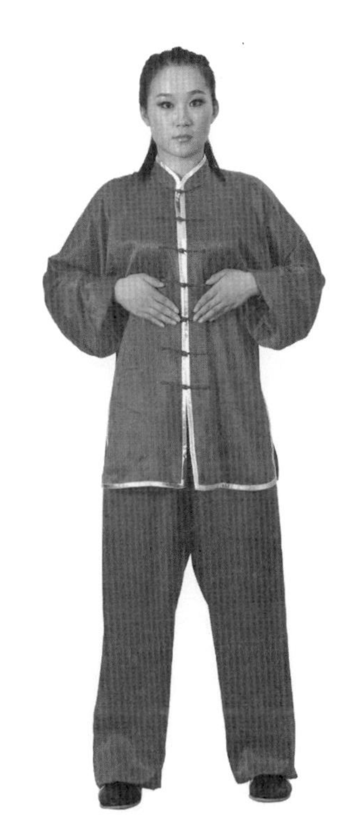

圖2-120

2. 接著，轉掌尖向下，順腹前向下摩運；至小腹。目視前方。（圖2–121、圖2–122）

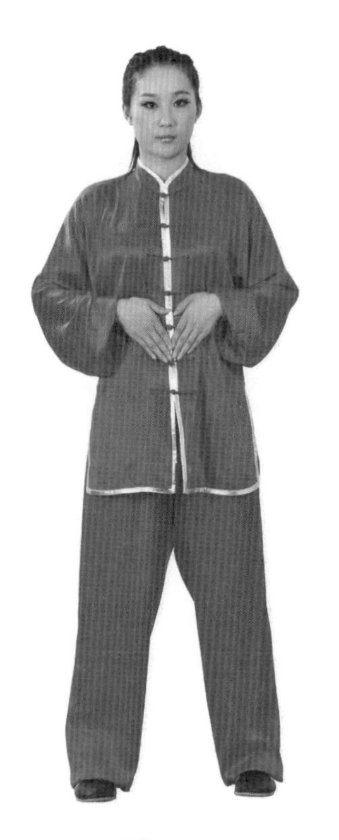

圖2–121

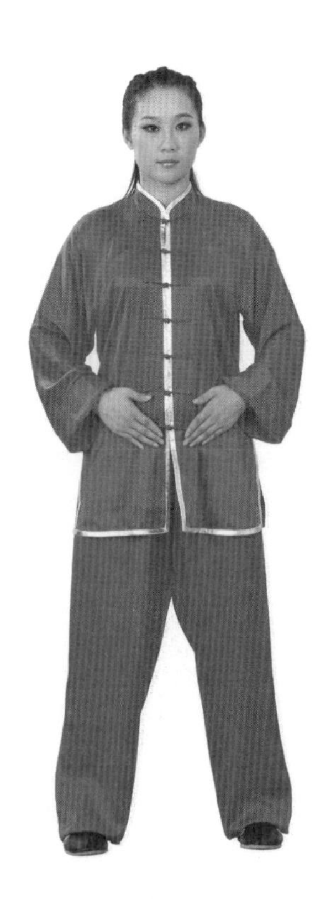

圖2–122

3. 兩掌繼續沿兩側摩運，至兩乳下，掌尖斜向下。（圖2–123）

4. 兩掌沿腹中線向下摩運至肚臍前，掌尖向下，虎口相對。（圖2–124）

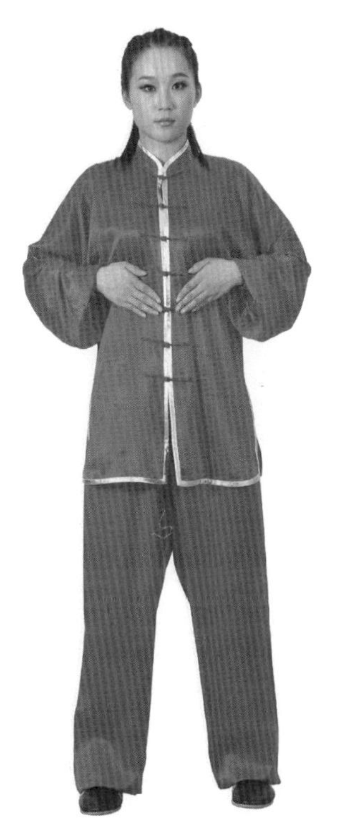

圖2–123

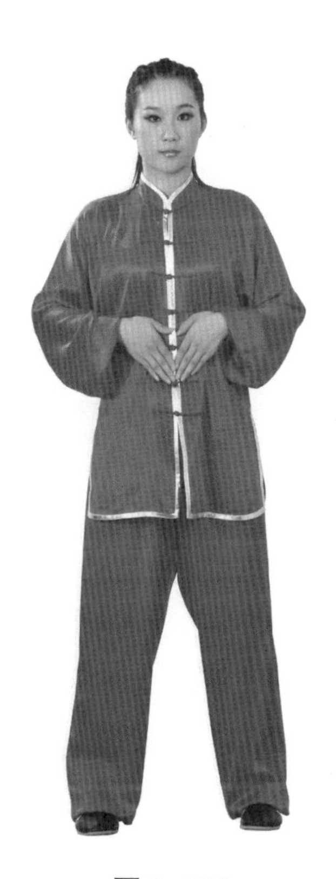

圖2–124

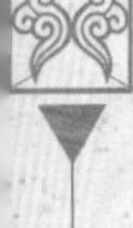

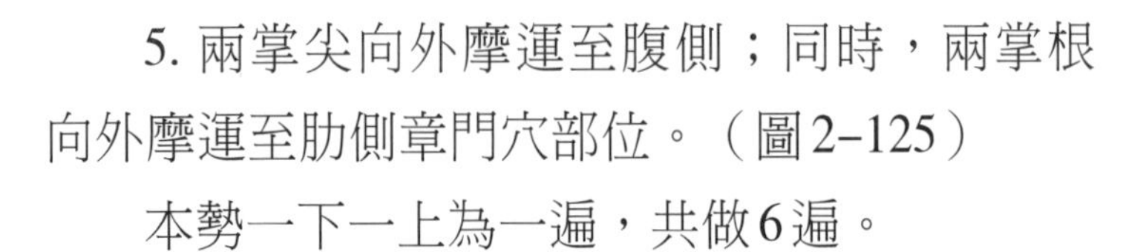

5. 兩掌尖向外摩運至腹側；同時，兩掌根向外摩運至肋側章門穴部位。（圖2–125）

本勢一下一上為一遍，共做6遍。

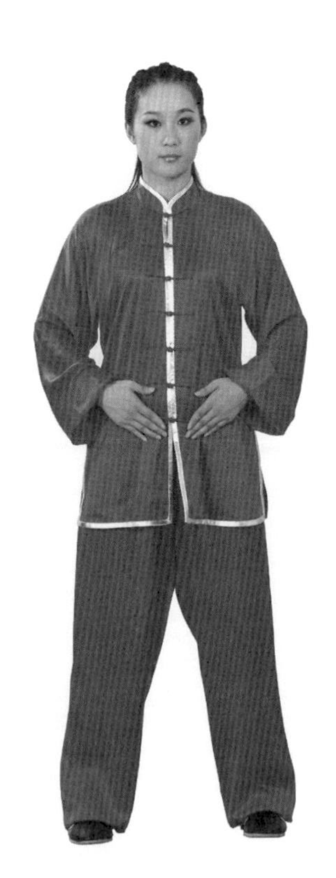

圖2–125

6. 第6遍最後一動時，兩掌沿腹前繼續向下摩運，轉掌尖向下。再由下向上做反方向摩運6遍。（圖2-126～圖2-130）

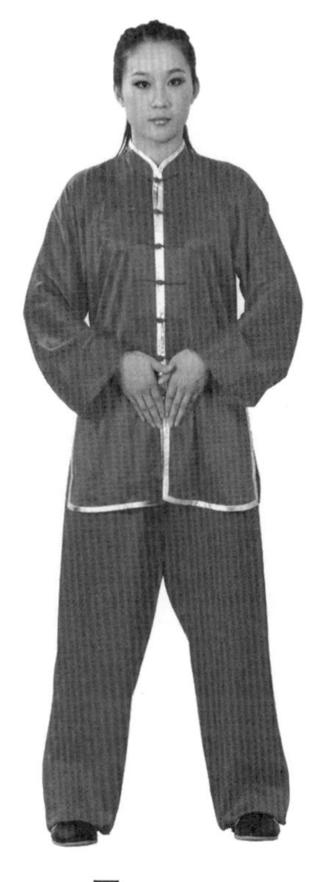
圖2-126

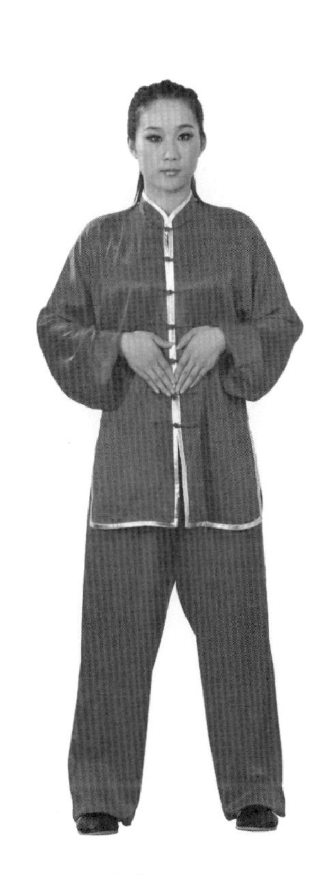
圖2-127

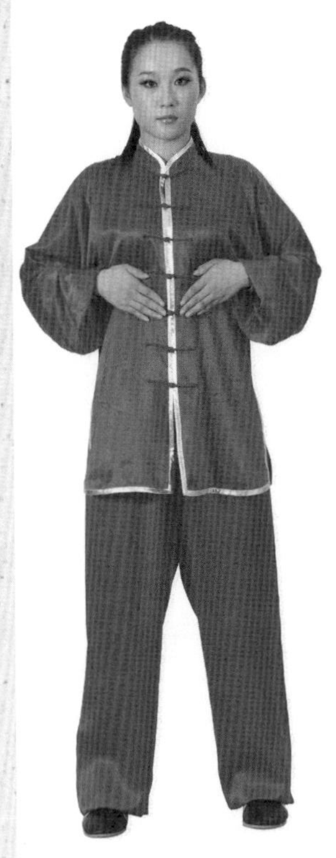

圖2-128

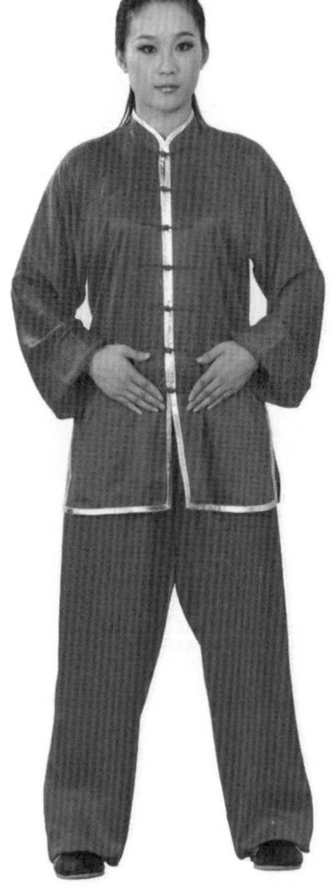

圖2-129

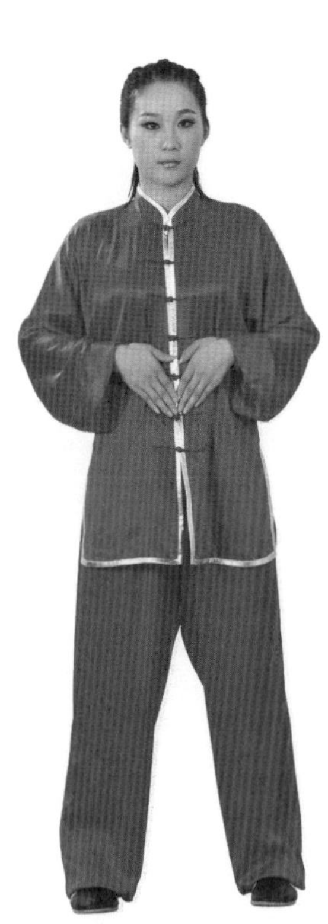

圖2-130

7. 第6遍最後一動時，兩掌置於脅肋部，掌尖相對。（圖2-131）

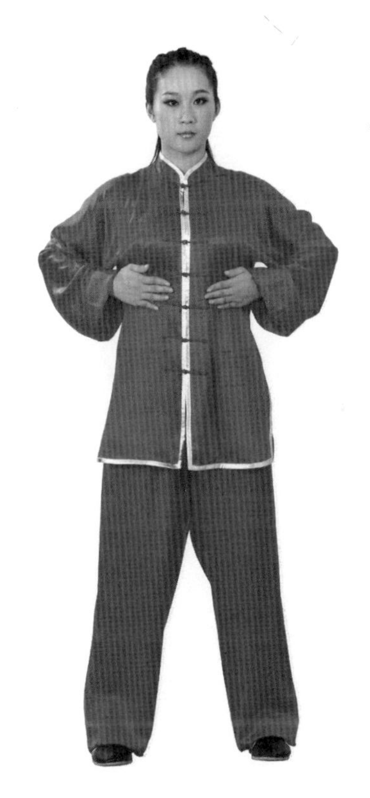

圖2-131

十一 溫煦臍輪勢

【練法】

1. 兩掌摩運至肚臍前，疊掌於肚臍上，勞宮穴正對肚臍。雙目垂簾，意守肚臍2～5分鐘。（圖2-132～圖2-134）

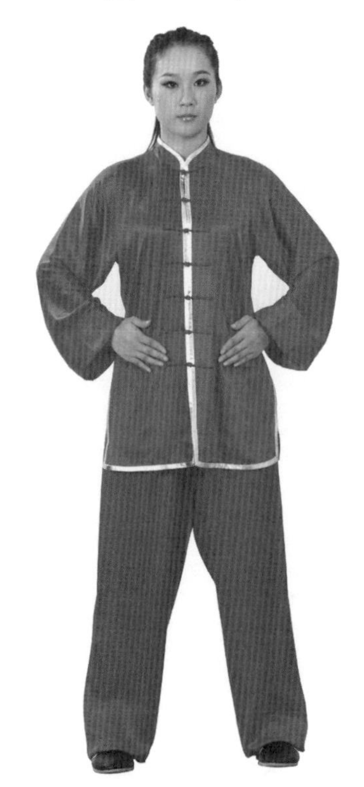

圖2-132

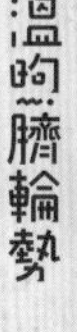

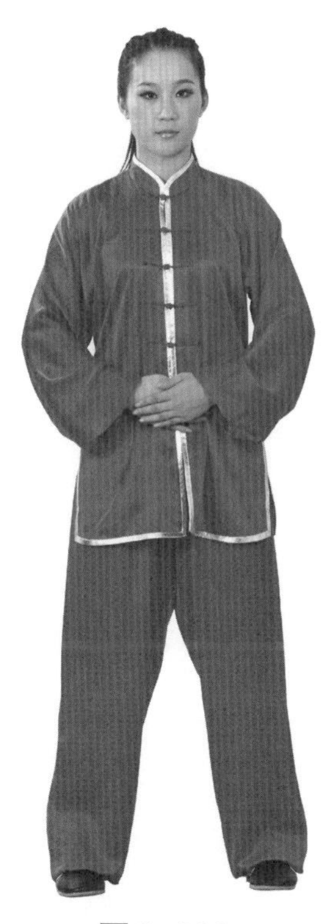

圖2-133

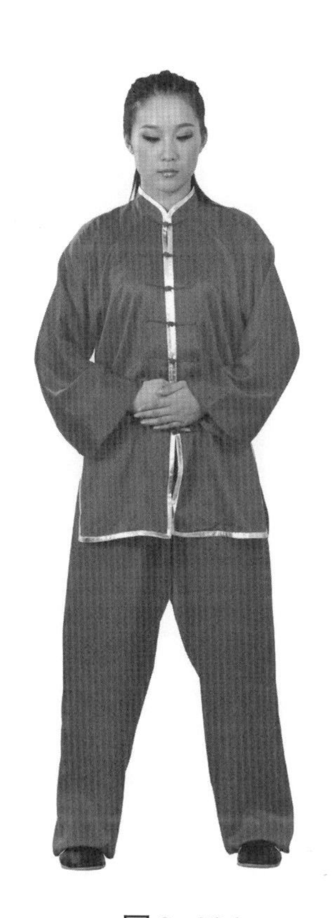

圖2-134

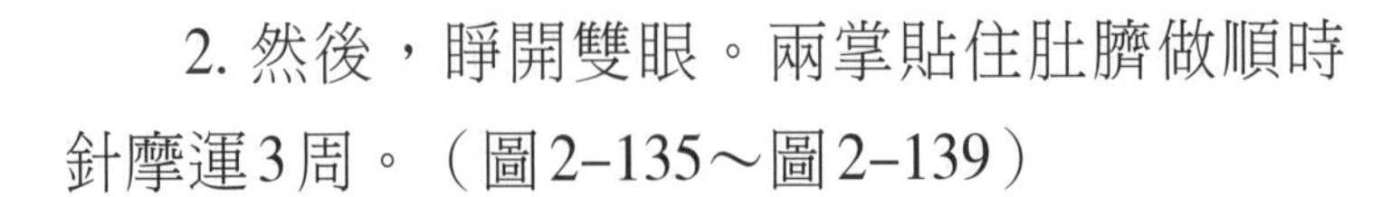

2. 然後，睜開雙眼。兩掌貼住肚臍做順時針摩運3周。（圖2-135～圖2-139）

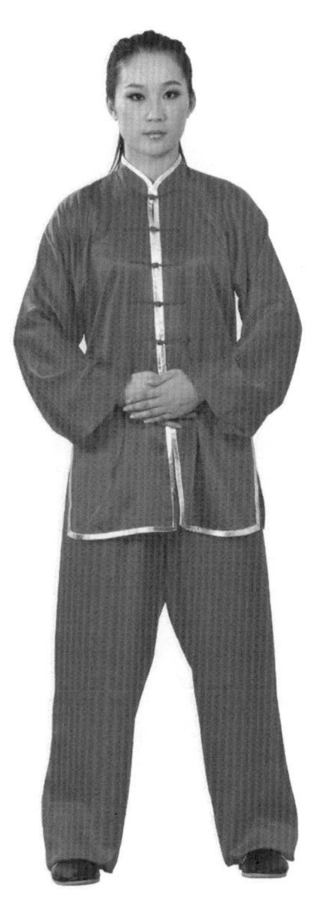

圖2-135

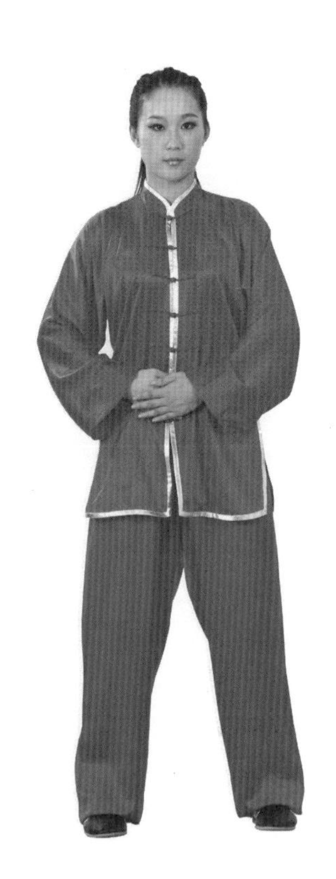

圖2-136

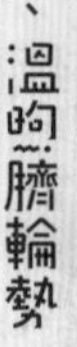

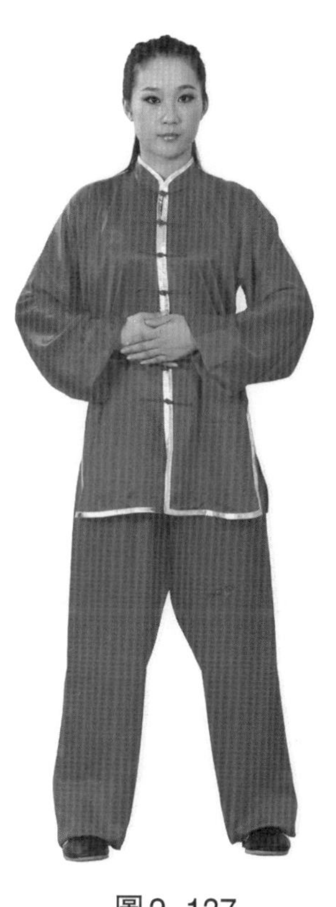

圖2-137

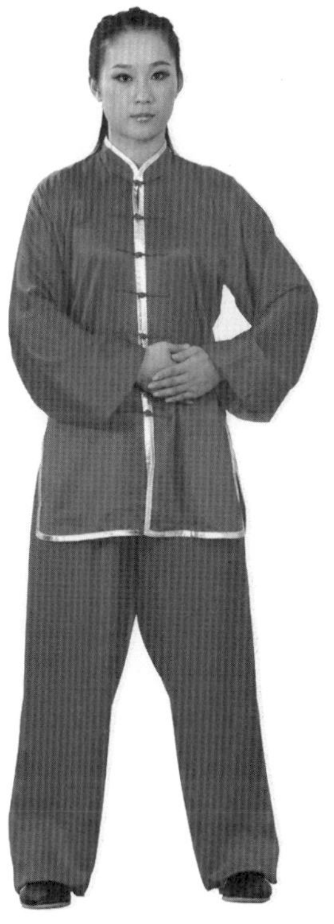

圖2-138

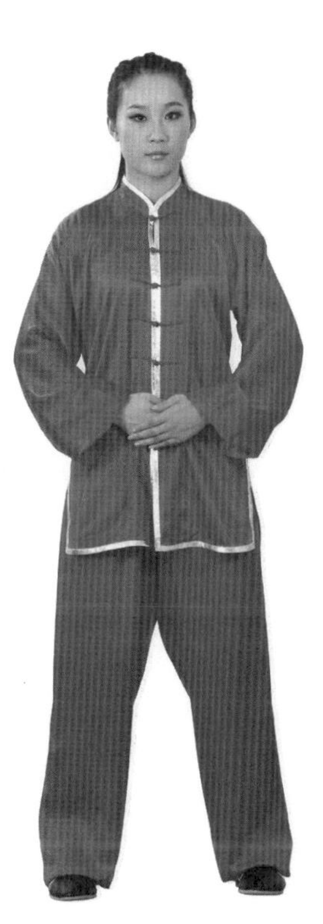

圖2-139

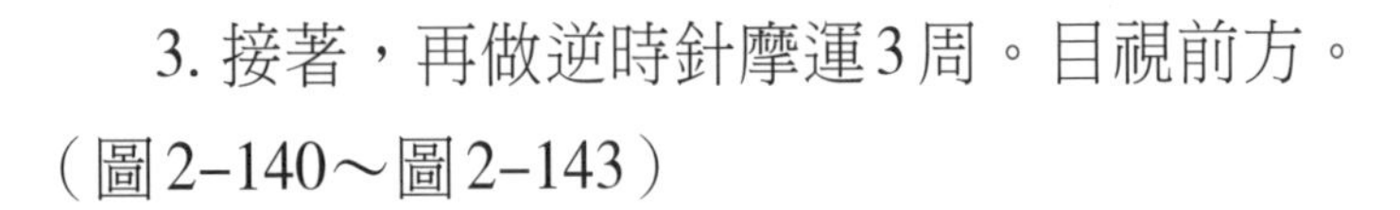
3. 接著，再做逆時針摩運3周。目視前方。（圖2-140～圖2-143）

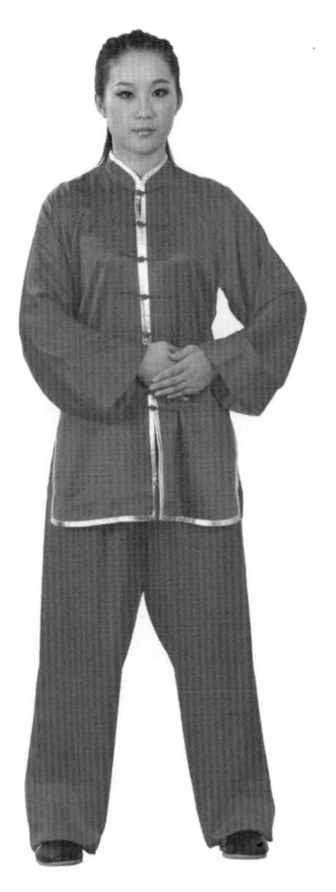
圖2-140

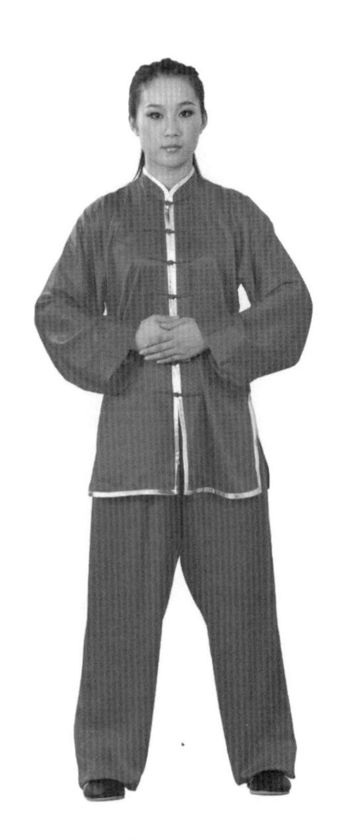
圖2-141

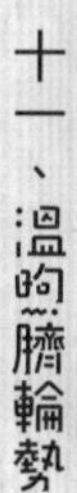

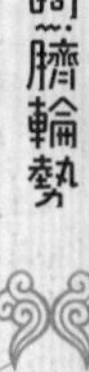

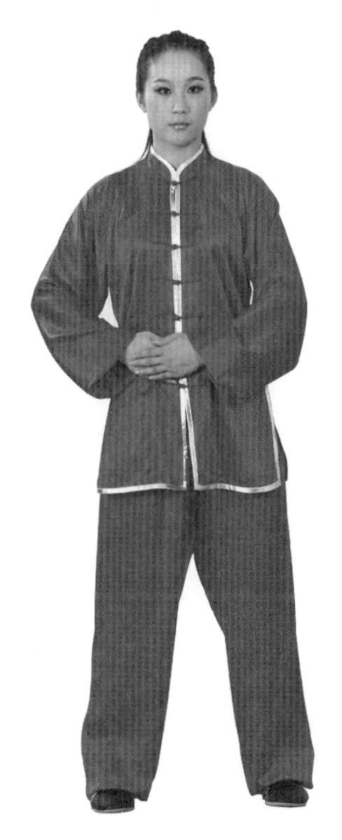
圖2-142

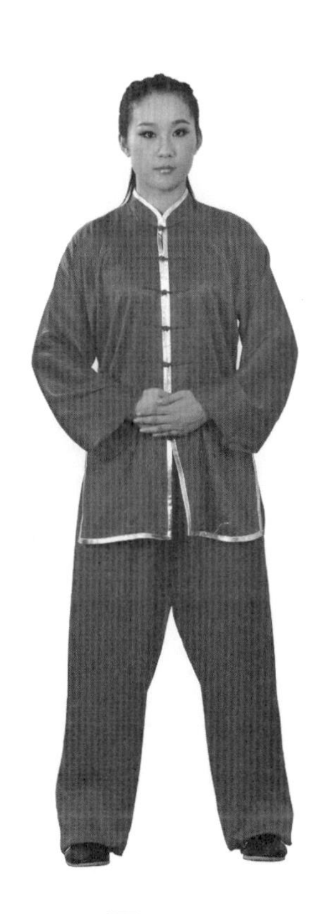
圖2-143

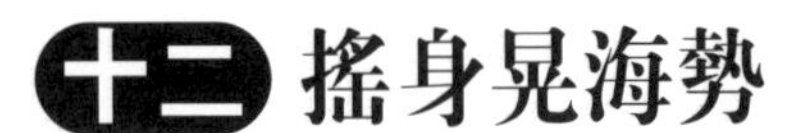

十二 搖身晃海勢

【練法】

1. 兩掌分開，按扶於兩小腹側的髂骨部位，掌尖向下。（圖2-144）

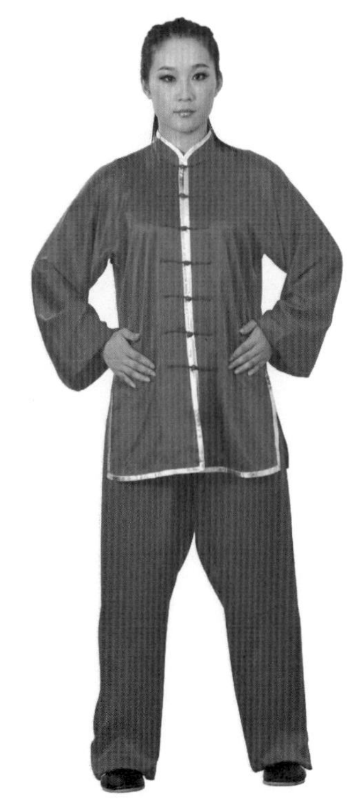

圖2-144

2. 接著，上體左傾，順時針繞轉6圈。（圖2-145～圖2-149）

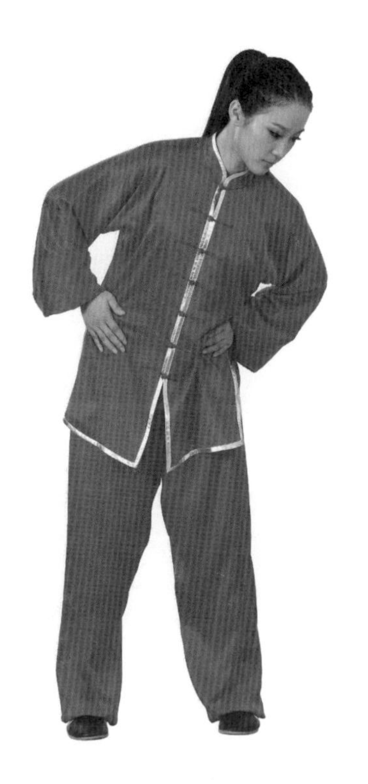

圖2-145

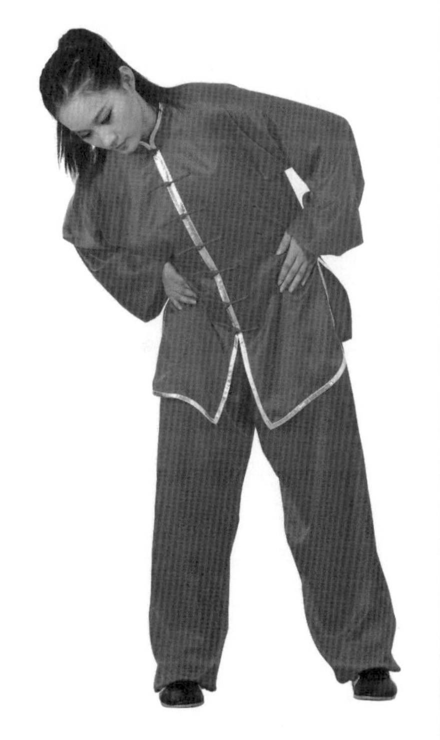

圖2-146

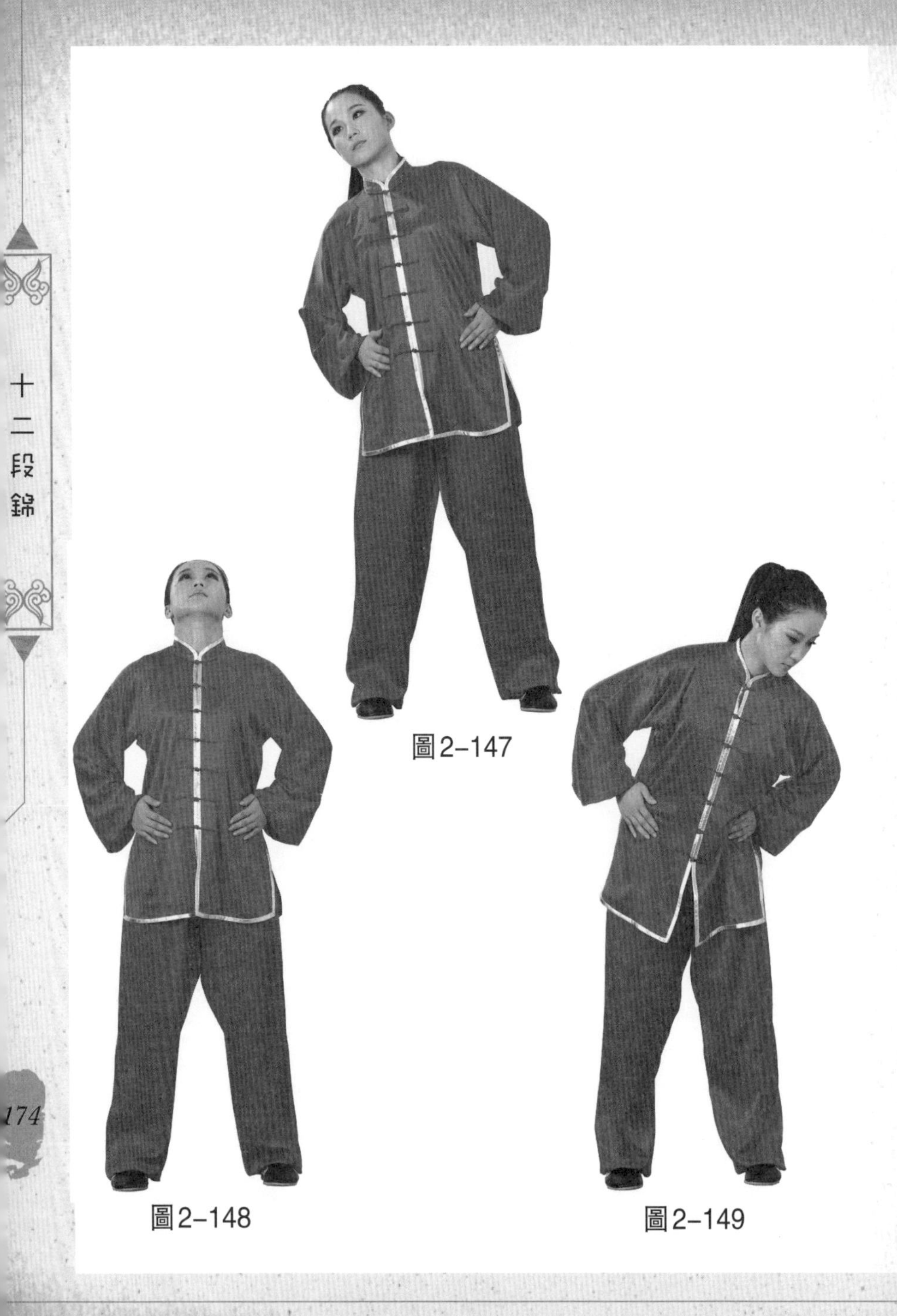

圖2-147

圖2-148

圖2-149

3. 第6圈結束後，繼續繞至體前，正身。（圖2-150）

4. 然後，上體右傾，逆時針繞轉6圈。（圖2-151～圖2-155）

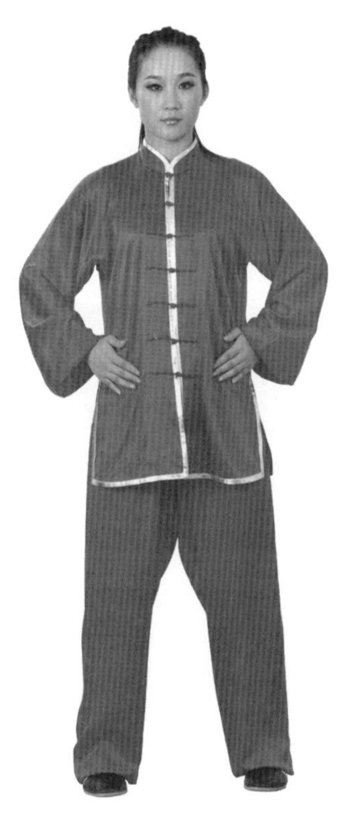
圖2-150

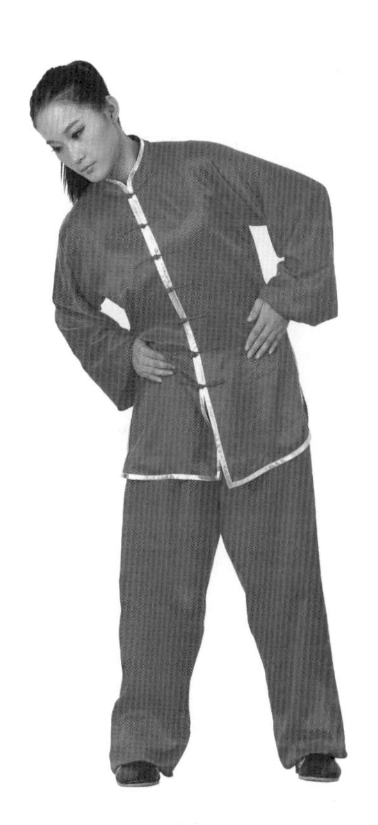
圖2-151

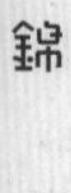

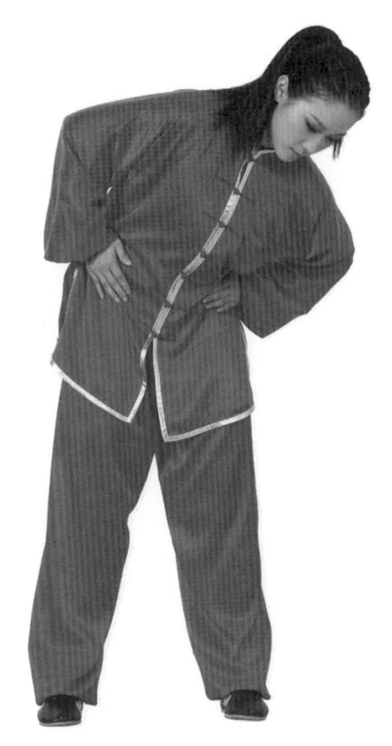

圖2-152

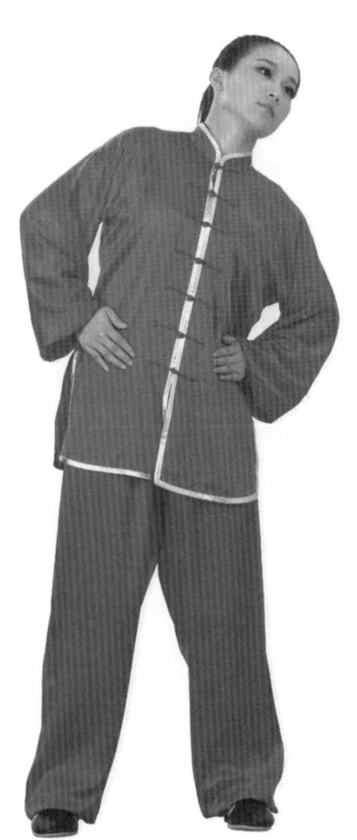

圖2-153

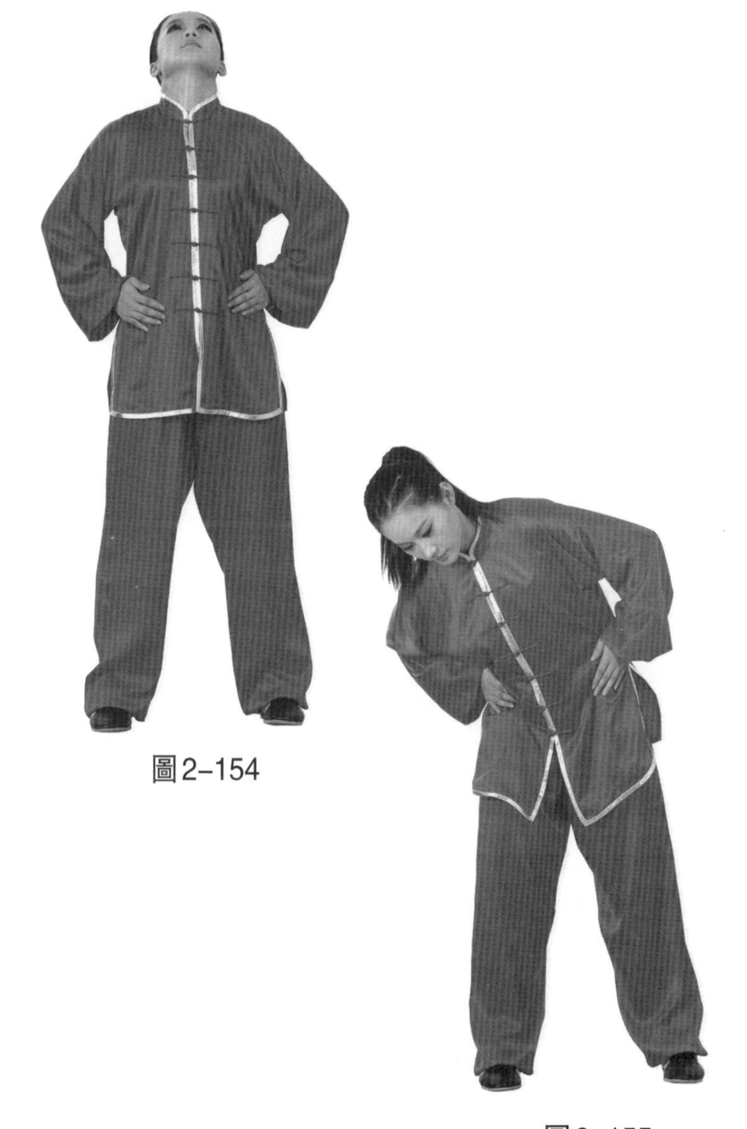

圖2-154

圖2-155

5。第6圈結束後，繼續繞至體前，正身站立。（圖2-156）

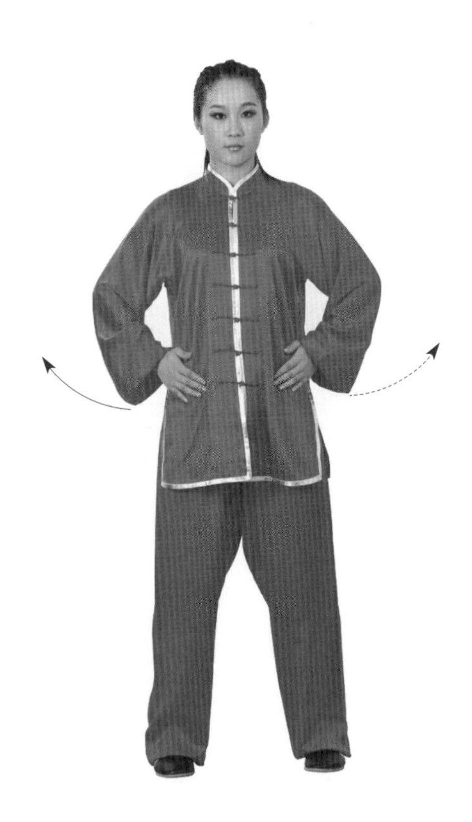

圖2-156

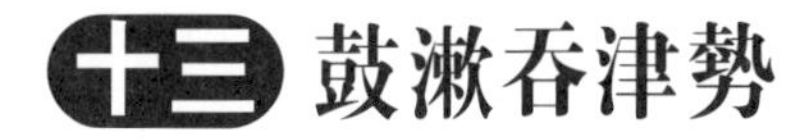

十三 鼓漱吞津勢

【練法】

1. 兩臂內旋，兩掌向兩側畫弧，掌心向後。目視前方。（圖2–157）

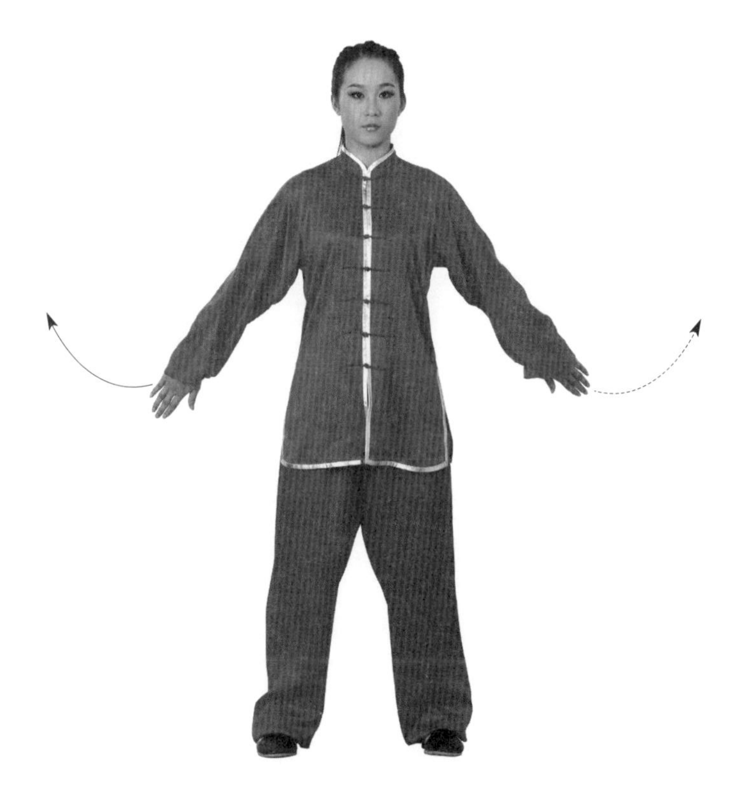

圖2–157

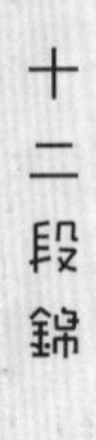

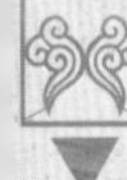

2. 動作不停。兩臂外旋，兩掌弧形向腹前合抱，掌尖相對。（圖2–158、圖2–159）

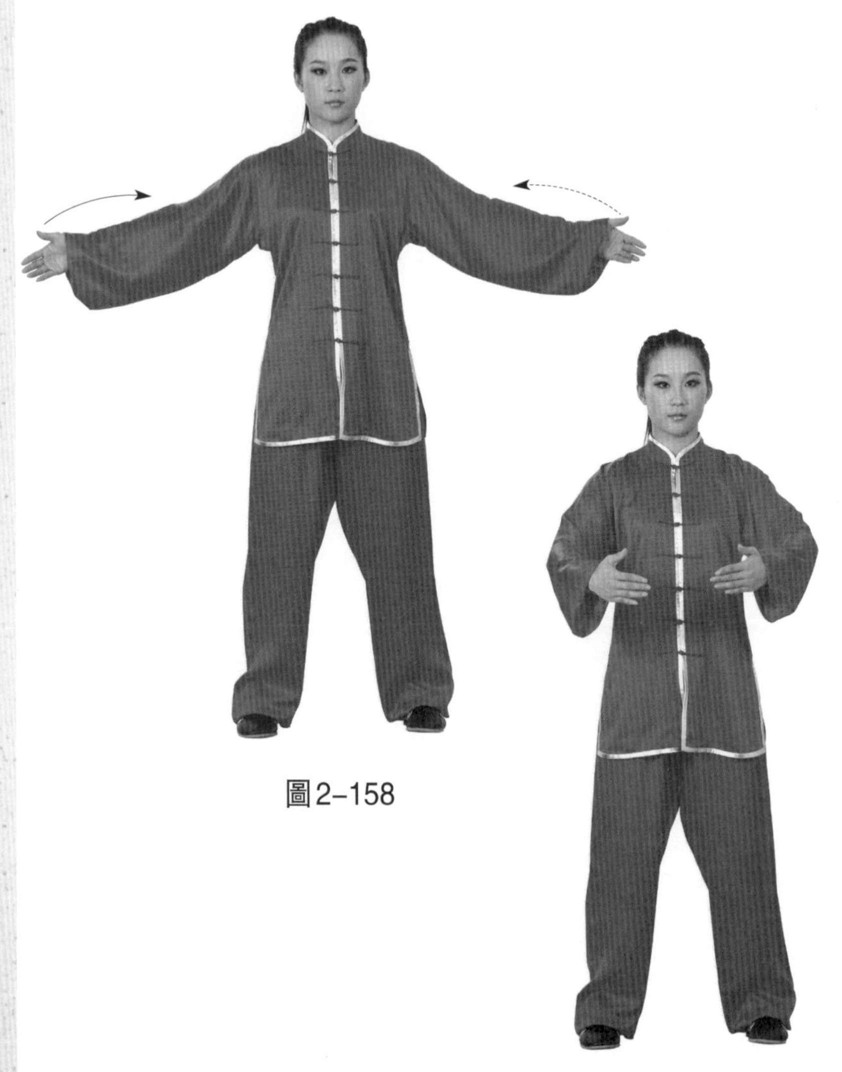

圖2–158

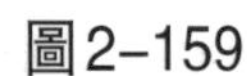

圖2–159

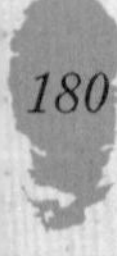

3. 兩掌抱於腹前時屈肘，兩掌回收接近肚臍時「握固」，貼於肚臍兩側，拳眼向上。（圖2–160）

4. 唇口輕閉，舌尖在口腔內由右向上、向左、向下繞轉一圈；接著舌尖移到牙齒外，貼牙齦由右向上、向左、向下繞轉一圈。一內一外為一遍，共做6遍。

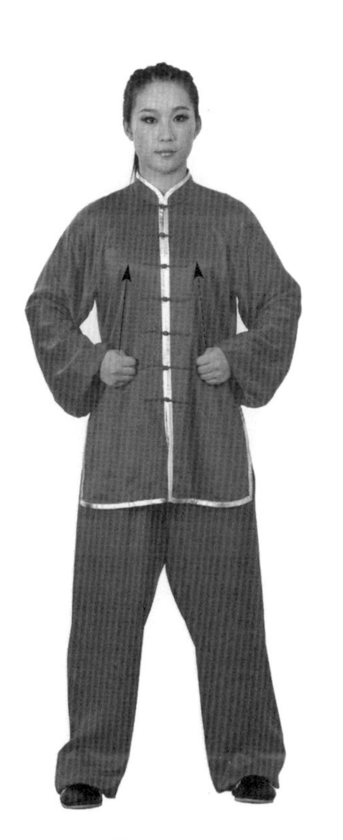

圖2–160

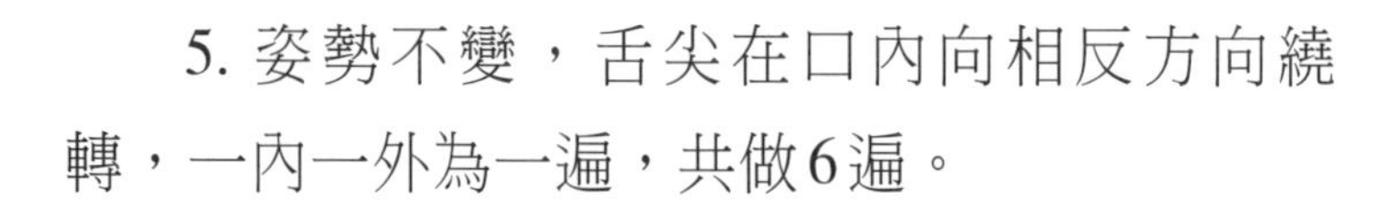

5. 姿勢不變，舌尖在口內向相反方向繞轉，一內一外為一遍，共做6遍。

6. 接著，兩腮做鼓漱36次。目視前方。

7. 然後，兩臂外旋，兩拳變掌上舉至胸前，掌背向裡。目視前方。（圖2-161）

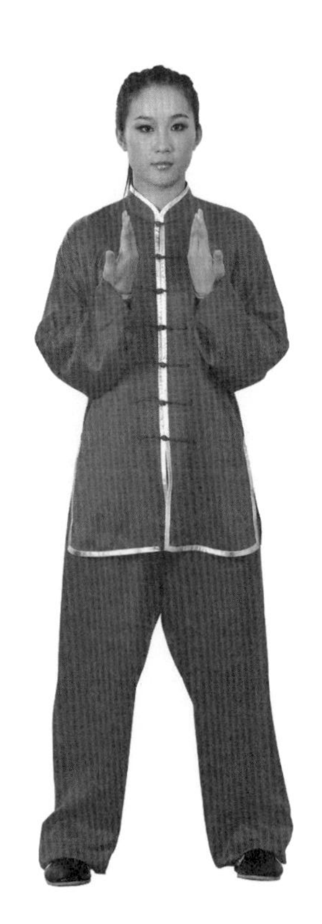

圖2-161

8. 動作不停。兩臂內旋直臂上舉，掌尖向上，掌心向外。目視前方。（圖 2–162、圖 2–163）

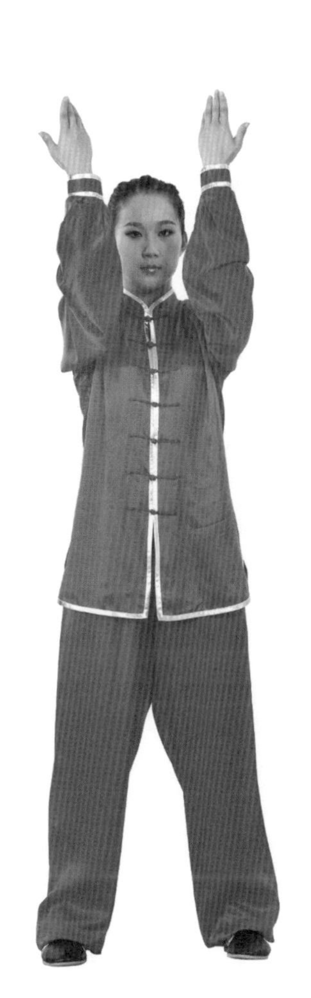
圖2–162

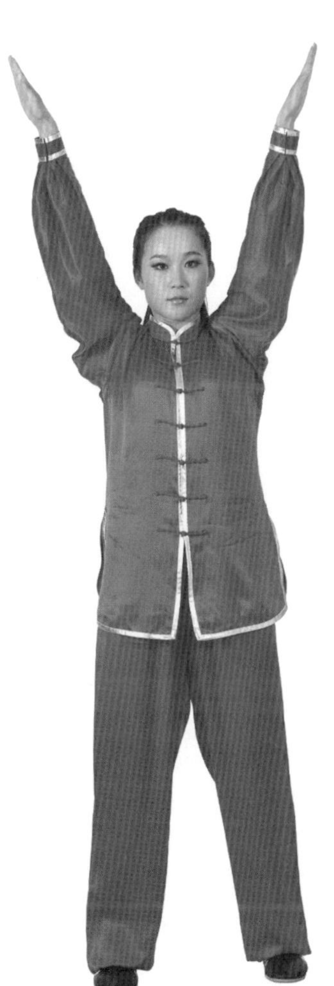
圖2–163

9. 兩臂外旋，兩掌握拳，拳心相對。目視前方。（圖2–164）

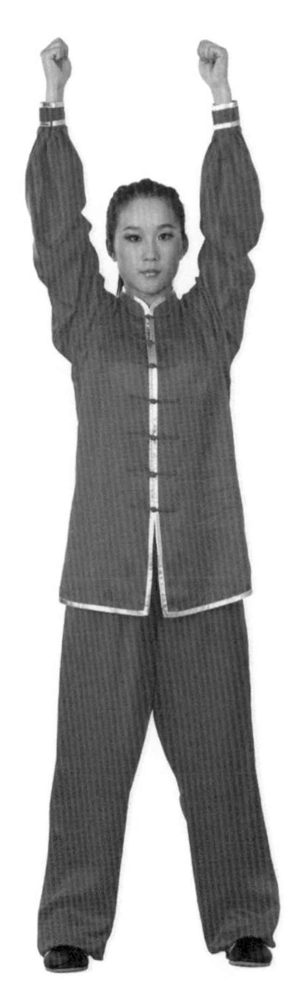

圖2–164

9. 動作不停。兩拳下拉置於肋側，拳眼向上。在兩拳下拉時，吞咽口中1/3的津液，用意念送至丹田。目視前方。（圖2-165～圖2-167）

共做3遍，口中全部津液分3次嚥下。

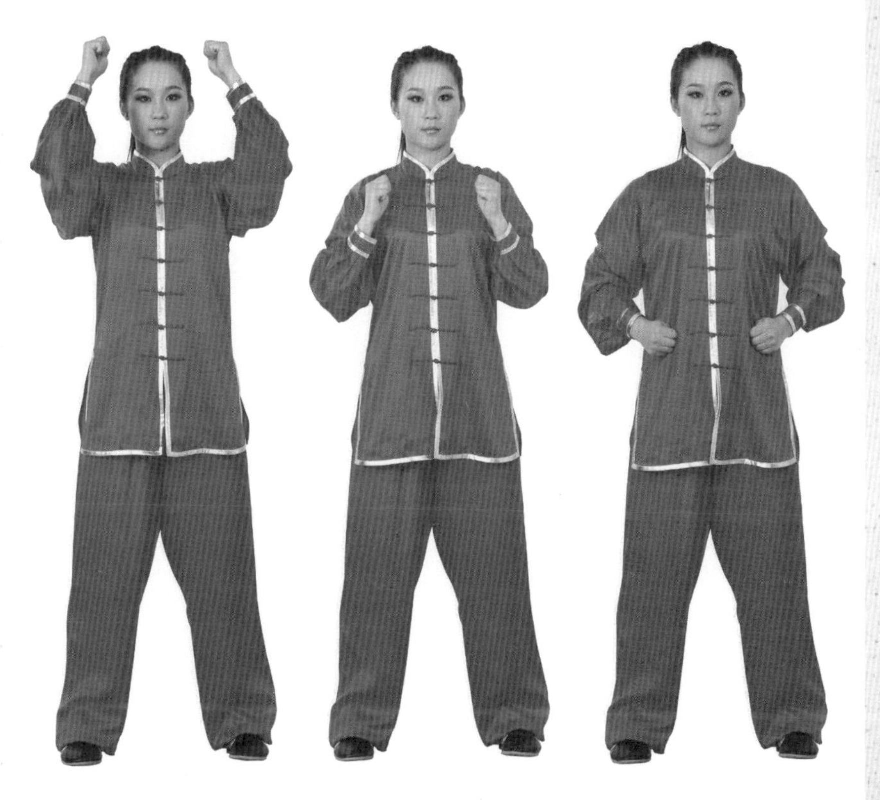

圖2-165　圖2-166　圖2-167

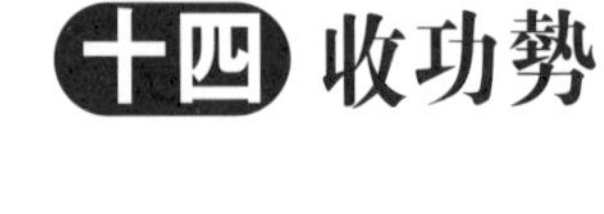

十四 收功勢

【練法】

1. 兩拳抱於腰間，同時，吸氣、展肩擴胸；隨之閉氣約2秒鐘。然後兩臂前伸，屈肘上提，兩拳變掌，左臂在內，兩腕在胸前交叉，掌心向裡，稍用力前撐。同時，胸部微含，背向後倚。動作略停，目視前方。（圖2–168）

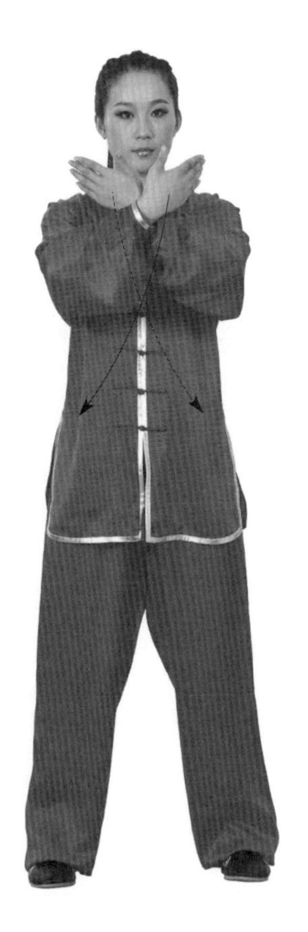

圖2–168

2. 兩掌下落，至兩胯外側，掌心向上，掌尖斜向前。目視前方。（圖2-169）

3. 兩掌向體前約45°斜上方托起，肘關節微屈。隨之抬頭，目視前上方。（圖2-170、圖2-171）

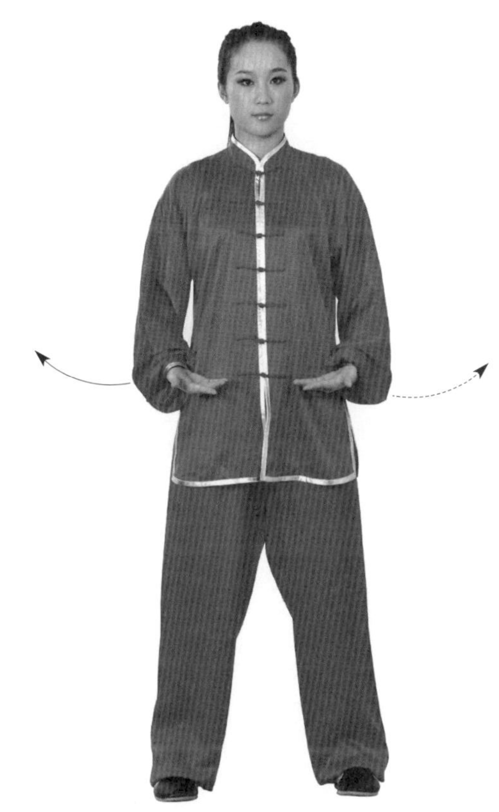

圖2-169

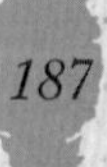

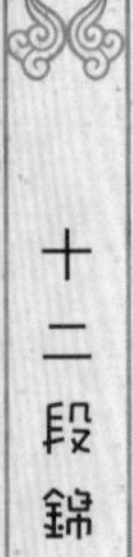

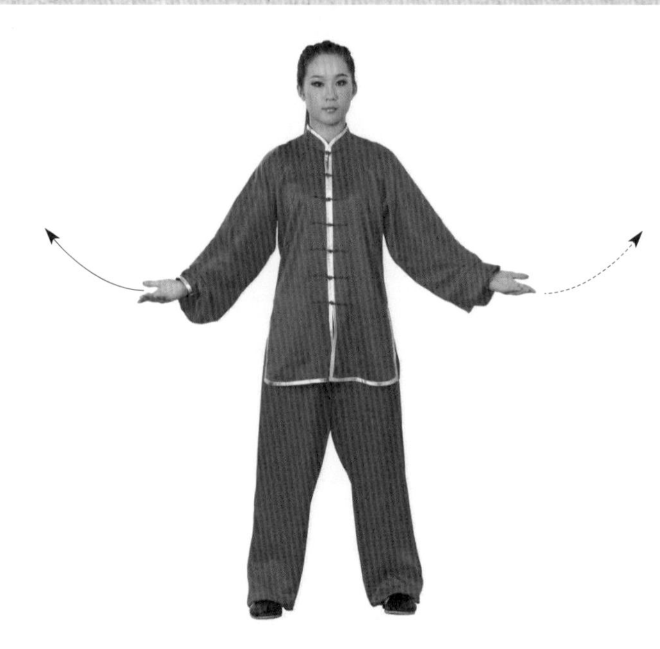

圖2-170

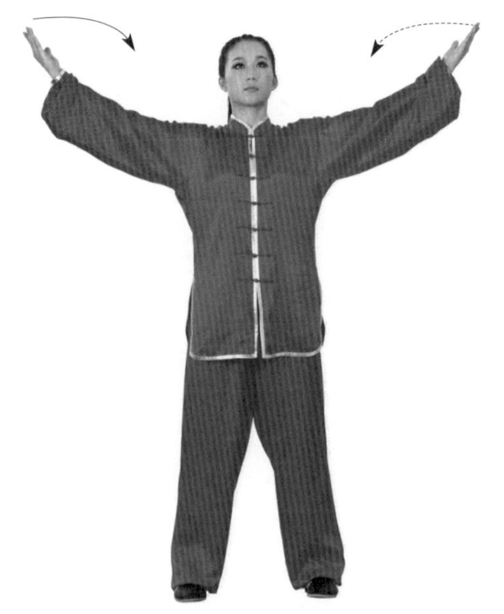

圖2-171

4. 下頦內收，兩臂內旋，兩掌下落至前平舉，與肩同寬，掌心向下。目視前方。（圖2-172）

5. 兩掌由身前下按，垂臂貼掌於兩胯外側，掌心向裡，掌尖向下。（圖2-173）

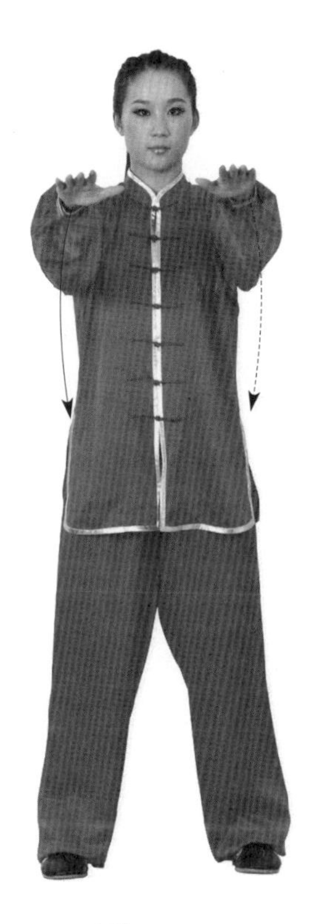

圖2-172

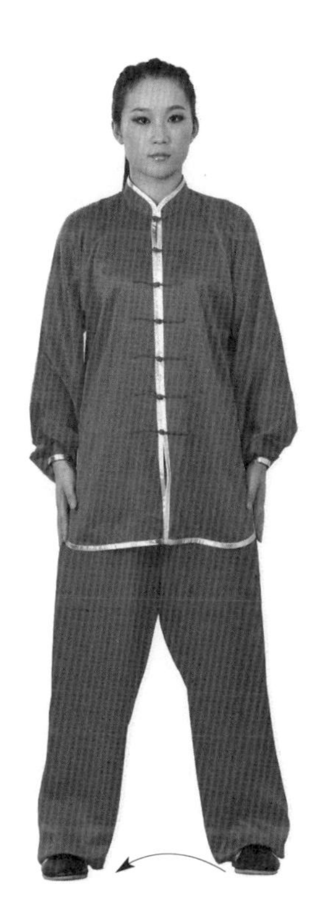

圖2-173

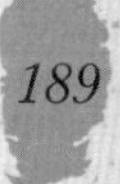

6. 重心落於右腿，左腳收於右腳內側成併步站立。身體中正，目視前方。本功收勢。（圖2-174）

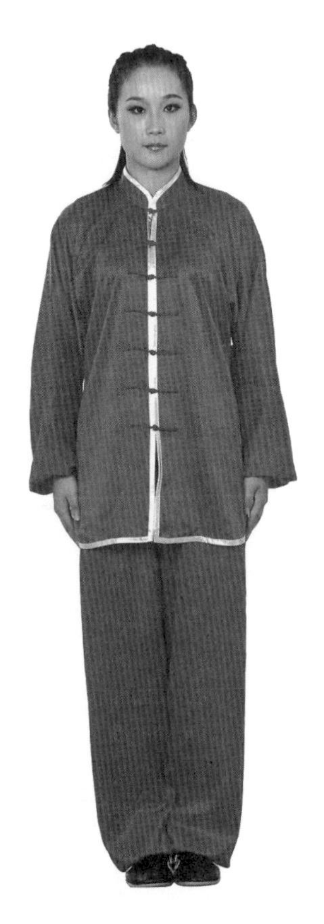

圖2-174

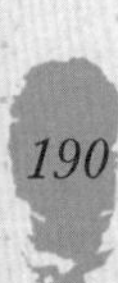

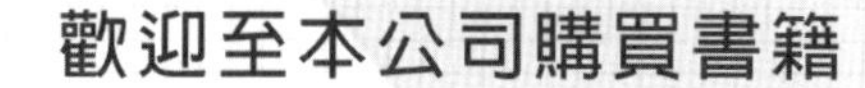

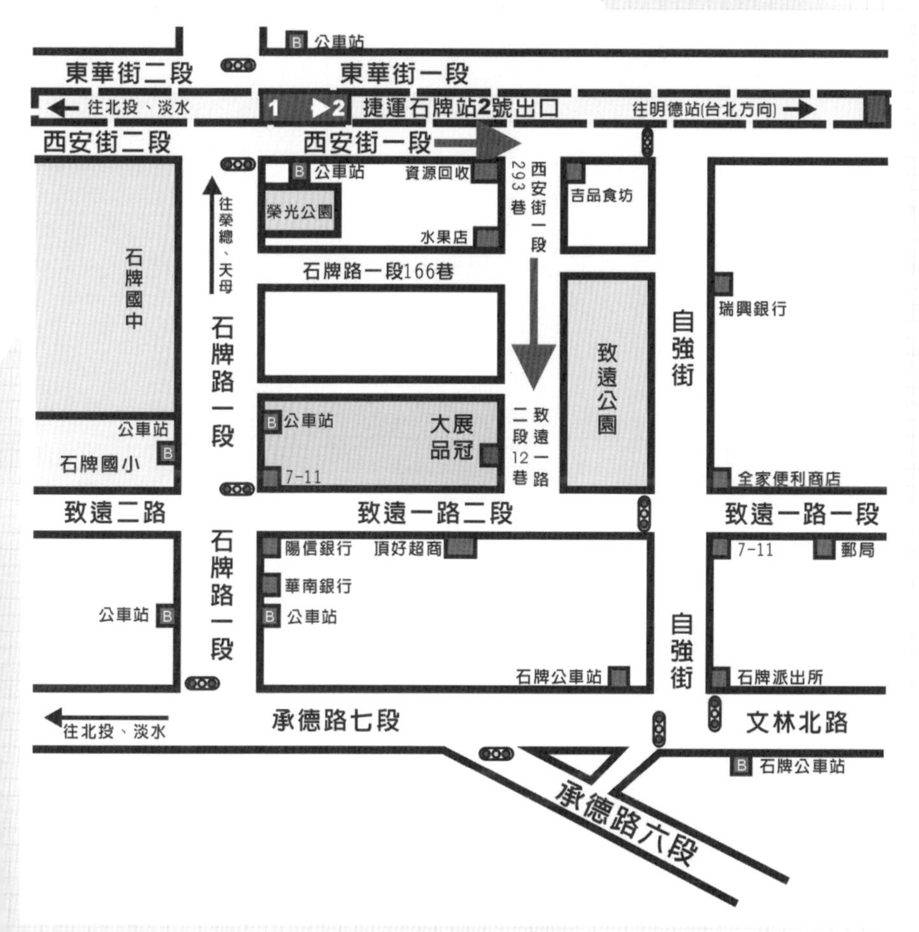

建議路線

1.搭乘捷運・公車

淡水線石牌站下車，由石牌捷運站2號出口出站(出站後靠右邊)，沿著捷運高架往台北方向走(往明德站方向)，其街名為西安街，約走100公尺(勿超過紅綠燈)，由西安街一段293巷進來(巷口有一公車站牌，站名為自強街口)，本公司位於致遠公園對面。搭公車者請於石牌站(石牌派出所)下車，走進自強街，遇致遠路口左轉，右手邊第一條巷子即為本社位置。

2.自行開車或騎車

由承德路接石牌路，看到陽信銀行右轉，此條即為致遠一路二段，在遇到自強街(紅綠燈)前的巷子(致遠公園)左轉，即可看到本公司招牌。

國家圖書館出版品預行編目資料

冠軍教您養生功　十二段錦／董國興　甘泉　編著
——初版，——臺北市，大展，2017〔民106.05〕
面；21公分 ——（古代健身功法；10）
ISBN 978－986－346－162－3（平裝）
1.氣功　2.養生
413.94　　106003254

冠軍教您養生功　十二段錦

編　　著／董國興　甘泉
責任編輯／何宗華
發 行 人／蔡森明
出 版 者／大展出版社有限公司
社　　址／台北市北投區（石牌）致遠一路2段12巷1號
電　　話／（02）28236031・28236033・28233123
傳　　眞／（02）28272069
郵政劃撥／01669551
網　　址／www.dah-jaan.com.tw
E-mail／service@dah-jaan.com.tw
登 記 證／局版臺業字第2171號
承 印 者／傳興印刷有限公司
裝　　訂／眾友企業公司
排 版 者／弘益電腦排版有限公司
授 權 者／安徽科學技術出版社
初版1刷／2017年（民106年）5月

定價／240元

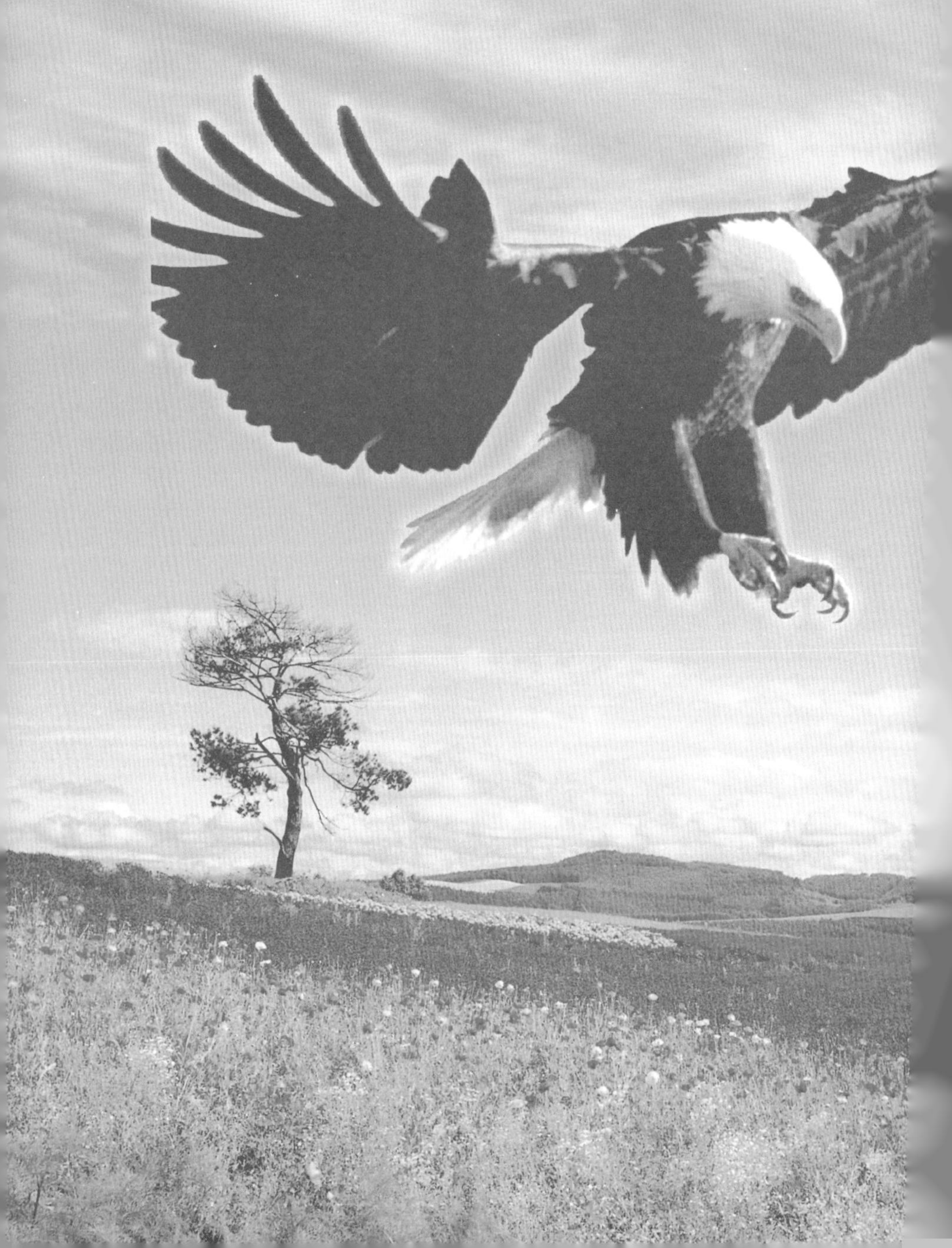

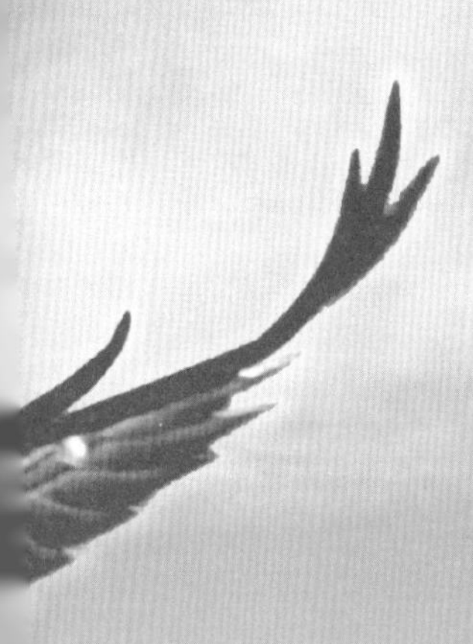